·中医非物质文化遗产临床经典读本

# 辨症玉函

## 附 脉诀阐微

清·陈士铎 著

中国医药科技出版社

**图书在版编目（CIP）数据**

辨症玉函附脉诀阐微／（清）陈士铎著.
— 北京 ：中国医药科技出版社，2011. 1
（中医非物质文化遗产临床经典读本）
ISBN 978 – 7 – 5067 – 4608 – 3

Ⅰ . ①辨…　Ⅱ . ①陈…　Ⅲ . ①辨证论治 – 中国 –
清代②脉诀 – 中国 – 清代　Ⅳ . ①R241

中国版本图书馆 CIP 数据核字（2010）第 218741 号

**版式设计**　郭小平

出版　中国医药科技出版社
地址　北京市海淀区文慧园北路甲 22 号
邮编　100082
电话　发行：010 – 62227427　邮购：010 – 62236938
网址　www. cmstp. com
规格　710×1020mm $^1/_{16}$
印张　8
字数　65 千字
版次　2011 年 1 月第 1 版
印次　2024 年 5 月第 3 次印刷
印刷　大厂回族自治县彩虹印刷有限公司
经销　全国各地新华书店
书号　ISBN 978 – 7 – 5067 – 4608 – 3
**定价　18. 00 元**
本社图书如存在印装质量问题请与本社联系调换

# 出版者的话

中华医学源远流长，博大精深。早在西汉时期，中医就具备了系统的理论与实践，这种系统性主要体现在中医学自身的完整性及其赖以存续环境的不可分割性。在《史记·扁鹊仓公列传》中就明确记载了理论指导实践的重要作用。在中医学的发展过程中，累积起来的每一类知识如医经、方剂、本草、针灸、养生等都是自成系统的。其延续与发展也必须依赖特定的社会人文、生态环境等，特殊的人文文化与生态环境正是构成中医学地域性特征的内在因素，这点突出体现在运用"天人合一"、"阴阳五行"解释生命与疾病现象。

但是，随着经济全球化趋势的加强和现代化进程的加快，我国的文化生态发生了巨大变化，中国的传统医学同许多传统文化一样，受到了严重冲击。许多传统疗法濒临消亡，大量有历史、文化价值的珍贵医药文物与文献资料由于维护、保管不善，遭到损毁或流失。同时，对传统医药知识随意滥用、过度开发、不当占有的现象时有发生，形势日益严峻。我国政府充分意识到了这种全球化对本民族文化造成的冲击，积极推动非物质文化遗产保护。2005年《国务院办公厅关于加强我国非物质文化遗产保护工作的意见》指出："我国非物质文化遗产所蕴含的中华民族特有的精神价值、思维方式、想象力和文化意识，是维护我国文化身份和文化主权的基本依据。"

中医药是中华民族优秀传统文化的代表，是国家非物质文化遗产保护的重要内容。中医古籍是中医非物质文化遗产最主要的载体。杨牧之先生在《新中国古籍整理出版工作的回顾与展望》一文中说："古代典籍是一个民族历史文化的重要载体，传世古籍历经劫难而卓然不灭，必定是文献典籍所蕴含精神足以自传。……我们不能将古籍整理出版事业仅仅局限于一个文化产业的位置，要将它放到继承祖国优秀文化传统、弘扬中华民族精神、建设有中国特色的社会主义的高度来认识，从中华民族的文化传统和社会主义精神文明建设的矛盾统一关系中去理解。"《保护非物质文化遗产公约》指出要"采取措施，确保非物质文化遗产的生命力，包括这种遗产各个方面的确认、立档、研究、保存、保护、宣传、承传和振兴"。因此，立足于非物质文化遗产的保护，确立和展示中医非物质文化遗产博大精深的内容，使之得到更好的保护、传承和利用，对中医古籍进行整理出版是十分必要的。

而且，中医要发展创新，增强其生命力，提高临床疗效是关键。而提高临床疗效的捷径，就是继承前人宝贵的医学理论和丰富的临床经验。在中医学中，经典之所以不朽是因其经过了千百年临床实践的证明。经典所阐述的医学原理和诊疗原则，已成为后世医学的常规和典范，也是学习和研究医学的必由门径，通过熟读经典可以启迪和拓宽治疗疾病的思路，提高临床治疗的效果。纵观古今，大凡著名的临床家，无不是在熟读古籍，继承前人理论和经验的基础上成为一代宗师的。因此，"读经典做临床"具有重要的现实意义。

意识到此种危机与责任，我社于 2008 年始，组织全国中医权威专家与中医文献研究的权威机构推荐论证，按照"中医非物质文化遗产"分类原则组织整理了本套丛书。本套丛书包括《中医非物质文化遗产临床经典读本》（70 种）与《中医非物质文化遗产临床经典名著》（30 种）两个系列，共 100 个品种。其所选书目精当，涵盖了大量为历代医家推崇、尊为必读的经典著作，也包括近年来越来越受关注的，对临床具有很好指导价值的近代经典作品。

本次整理突出了以下特点：①力求准确；每种医籍均由专家遴选精善底本，加以严谨校勘，为读者提供准确的原文。②服务于临床，在书目选择上重点选取了历代对临床具有重要指导价值的作品。③紧密围绕中医非物质文化遗产这一主题，选取和挖掘了很多记载中医独特疗法的作品，尽量保持原文风貌，使读者能够读到原汁原味的中医经典医籍。

期望本套丛书的出版，能够真正起到构筑基础、指导临床的作用，并为中国乃至世界，留下广泛认同，可供交流，便于查阅利用的中医经典文化。

本套丛书在整理过程中，得到了作为本书学术顾问的各位专家学者的指导和帮助，在此表示衷心的感谢。本次整理历经数年，几经修改，然疏漏之处在所难免，敬请指正。

中国医药科技出版社

2010 年 12 月

# 总 目 录

# 辨 症 玉 函

清·陈士铎 著　柳　璇　宋白杨　校注

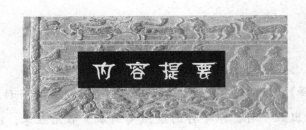

内容提要

　　《辨症玉函》四卷，清·陈士铎著。陈士铎，字敬之，号远公，别号朱华子，又号莲公，自号大雅堂主人，浙江绍兴人，生卒年代约为公元 1627～1707 年。陈士铎是有反清思想的人，以道者自居，好游历，遍访名人，并与傅青主有密切交往，因此，在他的书中常用隐语表示与诸多人物的关系，如"吕道人岩"、"汉长沙守张机"等，读者勿以为怪。

　　此书以辨症为主旨，有阴症阳症辨、虚症实症辨、上症下症辨和真症假症辨等，共辨中风、疟疾、癫狂等75症，较《辨证录》更为简要，故称《辨症玉函》。每证之下，先辨病因病机，再辨证型特点，并特别点明辨证的关键，每证列方剂数则。辨证是中医临证从理论到治疗的关键环节，《辨症玉函》乃是羽翼《辨证录》、《石室秘录》等陈氏其他著作的一部重点讨论辨证的著作。

# 校注说明

  《辨症玉函》，世间鲜有流通，今存世只有康熙间刻本一种。近年上海古籍出版社影印出版一种，即今存的康熙间刻本。书凡五卷，前有康熙癸酉（1693 年）天都王之策的序，半页十行，行二十二字，白口，四周双边，单鱼尾。本次整理，即以此本为底本，另参考陈氏其他著作以为校次。

  底本中的脱误衍倒等，均据别本予以校正，并出校记说明。凡缺文无从补入者，均以"□"标示。原书之眉批，均移于相应的正文之后，首以"批"字标示。原书无标点，今采用国家颁布的《中华人民共和国国家标准标点符号用法》进行标点。

校注者

2009 年 10 月

# 弁 言

　　人身一小天地，大都不外阴阳虚实四字。故燮理得宜，愆伏可以不患；调剂有法，疾病因之无虞。是在司命者，有以辨之而已。苟临症疏略，不暇加辨，以致毫厘千里，误人于俄顷者，曷可胜叹，此陈子远公《辨症玉函》之所为著也。陈子为于越世胄，幼抱匡济，恒以公辅自命，人亦无不以公辅期之。赍志未售，间留心于经世之学。当途者殷勤征聘，争欲延致，后因远陟苍梧，雅慕独秀，栖霞诸胜，遍历幽隐，遇一庞眉修髯，衣冠岸伟者，相与坐语。移日，因出其囊中一编，授之曰：熟此可以普济世人。盖活人于笔端，与活人于指下，均之跻斯民于寿域也。陈子携归展读，悉岐黄辩论问答语，与世之所传《内经》、《素问》诸书迥异，始悟前此之成编累帙，皆伪托以行世者。陈子掩关肄习，不数年间，即以医学擅名于时。客岁，余仲子忽婴异症，遍召诸医，不特不能祛病使去，并不能辨病所自来，转辗迁延，经年弥剧。苍崖姜世兄亲见所苦，因为推毂。适陈子以秋试入省，亟延诊视。一剂奏功，再服而十减四五矣。余力扣其所蕴，知授受有自，大异寻常，殊恨相知之晚也。陈子随有钜鹿之游，濒行，出是编以示余曰：是书吾久欲问世，憾剞劂无资，有怀未遂耳，因忆当年，余白下友人有居要津者，向有膏丹异方，颇自珍秘，余偶过告归，主人厚赆以壮行色，余坚却不受，且请曰：归装粗办，不敢以行李相累，惟得所藏秘方，以广利济，是吾愿也。友人谊余言，

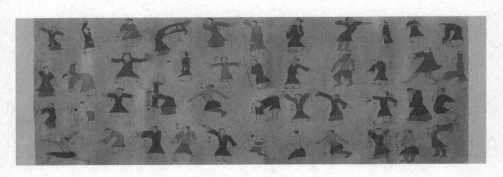

5

探囊录授。余归即购求珍药，按方虔制。出遇有疾患呻吟者，辄牵畀之，靡不立效。后请乞渐广，穷乡僻壤，山陬海澨，梯航跋涉，款门祈恳者无虚日。惟不喜给富人，为其力能疗治也。余行之数十年，未尝有怠色。虽岁有所损，然拯患而起废者，当不可以数计矣。今乃秘帙当前，历有成验，忍于宝山空返耶？爰为授梓，以公当世。倘陈子游屐所不及至，诊视所未及施，庶几执是编，辨症而区处之，不无小补，知不徒为纸上陈言也。陈子所辑洞垣秘笈尚富，未能一一锓行，其以是编为嚆矢也可。

**时康熙癸酉嘉平之望天都王之策慎庵氏题于古修堂**

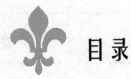

# 目录

# 卷之一 元

山阴陈士铎远公甫敬习
新安王之策殿扬甫订定

## 阴症阳症辨

### 伤风伤寒

伤风与伤寒相似，阴症与阳症宜知。若不辨明，杀人多矣。虽仲景张公有伤寒专门之书，我可不必再传。然而各有不同，正不可不传也。伤寒之异于伤风者，何以辨之？一在感之轻，一则感之重也。伤风者，伤寒之轻者也；伤寒者，伤风之重者也，原无大分别。苟不急治之，则伤风者即变为伤寒矣。盖人之元气最恶外邪。人身一感风邪，则元气必然与邪相战。元气旺者，邪不能深入，不能深入，邪自然留于皮毛之间，而不敢入于腠理之内。不过一二日而邪散者，正气以祛邪之易也。若正气虚者，则入于内，而变为伤寒矣。非伤风伤寒之有异也，有异于人之元气虚弱而已矣。然则遇风邪之侵人者，开手即用补正祛邪之药，何至伤风之变为伤寒哉？若既已风入于腠理之内，则邪即有阴邪阳邪之分矣。大约入于腑，则为阳邪，入于脏则为阴邪矣。是邪亦无阴阳之分，亦分于人之脏腑之阴阳也。然而腑又不同，脏又各异，又从何处以辨之哉？我有一法，辨症最易。大约身热而烦躁者，阳症也；身热而安静喜睡者，阴症也。虽阴症阳症中各有分

11

别，而此法终为千古不易之论也。倘一遇风寒之侵体，无论是伤寒伤风，一剂即愈，断不须二剂也。方名转春丹。此治初起之伤寒伤风也。倘三日后，身有不凉者，此成伤寒之症矣。亦不必问其阴症阳症。吾有一方治之，随手而回春矣。方名回春丹。一剂身即凉而邪即退，再一剂全愈矣。倘不听吾言，则变症蜂起矣。可查仲景专门治之。二方之妙，各有深意。

转春丹用桂枝与麻黄，柴胡可并用，使邪入太阳者速散，而邪不敢入于少阳之间。且邪原未入内，故可用补药以和解之。方中所以用芍药先去平肝，使邪之门路速断；用茯苓又引邪从膀胱太阳下行，自然随手奏功，转一阳于顷刻也。回春丹之妙，妙在不用芍药、桂枝。盖邪已入里，已离太阳之经，何必又用桂枝？况邪由卫而入于少阳之经，倘更用芍药，不特不能平肝，而且引邪入肝矣。盖肝最恶邪侵。于未近邪之时可以未雨绸缪而已，近邪之顷，难于及时杜绝，余方中所以不敢用之也。石膏、麻黄、青蒿之类，纯是入卫祛邪之圣药，单攻一府而邪自难留，不得不从外而入者，仍从外而出矣。况方中又多调济之品，有不奏功如响者乎？世人细思吾方，即授之以治伤寒之症，又安有杀人而比之刀刃者哉？

**转春丹**

桂枝五分　柴胡一钱五分　麻黄三分　白芍五钱　茯苓三钱　甘草一钱　陈皮七分　白术三钱　半夏三分　神曲一钱　苏叶八分　水煎服。

**回春丹**

麻黄一钱　石膏二钱　青蒿五钱　柴胡二钱　甘草一钱　茯苓五钱　当归五钱　陈皮一钱　神曲一钱　麦冬三钱　生地三钱　白芥二钱　人参三分　玄参二钱　水煎服。

## 中风

中风之症，世人以风治之，误之甚矣。盖中风之症，乃人阳气虚与阴气涸而中之也，何尝有风哉。人见其疾之忽然而来，有如暴风疾雨，遂以风名之。其实乃中气而作中风也。治之法，一治风，无不死者，必须治气，始能有效。然而中气不同也。内有中阳气之虚，有中阴气之涸，又不可不辨也。中阳气之虚者奈何？其有一时卒倒，口吐白沫，痰声如鼾，目直视，胡言乱语者，阳症也。若中阴气之涸者，亦一时卒倒，目不知人，时而躁，时而静，欲睡不能言，痰如锯，吐不绝，口中流涎不止，盖阴症也。二症亦相同者，均不知人，最难辨而最易辨也。易辨者何？辨之眼而已矣。眼直视者，气虚也；眼双闭不开者，阴虚也。二症皆能遗尿手撒，皆不治之症也。然而遗尿手撒，亦可治之，大约十人中亦可救四五者，非尽不可救也。倘阳虚而中者，用三生饮，必须用人参二两或三两，始可回生。与其日后用之，不若乘其欲绝未绝之顷多用人参，可转死回生之易也。至治阴虚而中者，又不可纯用三生饮。古无专方留下，我今酌一奇方，以救世人之阴虚中风者，神效。方名十宝丹。一剂即回春也。此方俱是纯阴之剂，然又何以兼用人参？不知无阳则阴无以生，必须加参为佐使，则阴生于阳之中，而阳回于阴之内，两相须而两相成也。苟或舍三生饮以救阳虚之中风，而改用祛风祛痰之药，我未见能生者。即或用三生饮矣，而少用人参，多加祛痰之品，即或不死，未有不成半支风与偏枯等症。以三生饮治阴虚中风，亦无不死者。苟听吾言，用吾之方，自庆生全。倘怪吾药品之多，改重为轻，恐难免半支偏枯之症矣。愿人敬守吾训。盖吾之方必须照吾分两以治，初中之时，不可妄自加减。或用此方之后，以病人脾胃之弱量为加减，亦未为不可。但切不可加入风药一味，以杀人于俄顷也。慎之慎之。

**十宝丹**

麦冬三两　熟地三两　山萸二两　白芥子二钱　人参五钱　菖蒲一钱　茯苓五钱　五味三钱　丹皮二钱　水煎服。

## 吐症

大凡吐症，多是胃气之伤，然而胃气不同，有阴阳之别。如吐而有声或痛者，阳症也；倘吐而无声又纯是清水，或今日饮食而明日尽情吐出者，乃阴症也；或腹中不痛，或遇寒即发，无非阴症。倘辨之不清，妄自用药，必致杀人。我亦更传一法，以辨阴阳之殊，亦看舌之滑与燥而已矣。大约阳症口必渴，而舌必燥；阴症口不渴，而舌且滑也。治之法，阳症之吐用方，名为引火止吐汤。此方之妙，妙在茯苓至一两。盖火势之上冲，由于水道之下闭，用茯苓以健胃，又利水下行，黄连止心火，余俱调和得法，自然火不逆而水下通，又何至吐逆之生耶。至于阴虚作吐，实为难治，不比阳吐，一剂便可奏功也。盖阴虚而吐，乃肾中之火虚也，肾火既衰，则脾无火养，食留脾中，成为阴寒世界，下不能化，自然上涌而吐矣。法当温补命门之火，使火生水中，然后土生火内，方用济火神丹。服后即用饭压之。一剂轻，二剂更轻，十剂愈，三十剂全愈矣。

盖阴病之吐，其来非一日矣。不大补之，则阴不能生，而阳不能化。或求速效，再加人参三钱于方中，可减十分之二，然终不若原方之妙。盖病是纯阴，不必再借阳药。况方中原有白术，阳药在其中矣，又何必更用参之多事哉。人不知生病之重，惟求速愈，或改用吾方，或别求治病，未必不反害之也。

### 引火止吐汤

黄连一钱　茯苓一两　白术五钱　陈皮一钱　神曲一钱　麦冬一钱　人参二钱　砂仁一粒　霍香五分　生姜三片　水煎服。

### 济火神丹

肉桂三钱　熟地一两　山萸五钱　五味二钱　茯苓五钱　山药一两　肉果二枚　白术一两　芡实五钱　水煎服。

### 泻症

泻症，泻有倾肠而出者，最可畏之病也。倘治之少迟，必至气绝而亡。但泻中有阴阳之分，不可不急辨之也，如大泻五六十次，或百余次，或数百次，纯是清水，完谷不化，人以为寒也，然其中亦有热症。但寒证水泻，心腹不痛，大肠不后重作楚。若热证之泻也不然，必腹痛不可按，有后重之苦，倘不辨明而用药，下喉必死矣。吾今传二方，一治阴症，一治阳症也。阳症用车前、茯苓，最是利水之品，而白术又是健脾去湿之药，加入肉桂，以取其气，引入膀胱，同泽泻同群共济，自然定乱扶危，转祸为福。又何必用人参以救绝哉。倘富贵之人，不妨用人参五钱，或一两为妙。我传方不入参者，欲救贫穷之客也。方名导水止流汤。其治阴证之泻，则又不同。虽此方亦可相通，而终不可执之以概治也。另传方者，名为扶火消水汤。二方之妙，各有深意，前方泻水而不耗其气，后方补火而培其气也。

#### 导水止流汤

车前一两　茯苓一两　白芍一两　甘草三钱　肉桂一分　陈皮一钱　白术五钱　神曲五分　泽泻五钱　水煎服。

#### 扶火消水汤

白术一两　车前五钱　山药一两　芡实一两　薏仁五钱　肉桂三钱　五味二钱　茯苓五钱　水煎服。

### 疟疾

疟疾皆起于外来之风邪，然而内无痰与食，终不能成疟疾也。虽然无痰不成疟与无食不成疟，虽感于外来之风邪，然亦内之阴阳之气各有不足，三者始能相合而成疟。然则乌可不辨阴阳乎？若阳症之疟也，必发于昼，或一日一发，或两日一发，必寒多而热少。其势若盛，而其病实轻。盖阳气能与邪气相战，故作战栗之状而齿击有声也。若阴症之疟，亦有一日一发者，或两日一发，或三日一发。然发之时，必发于夜，发必寒少而热多，齿不战击，身痛亦不甚，口必不十分大渴，其症似轻而实重。虽二症皆是邪侵而成，而治之法均不可徒治其邪，但补其正，均能愈疟。原不必更为逐邪之计也。然而补正之中而少带散邪之品，未为不可，用之得当，病去如扫。吾今立二方，一治阳疟，一治阴疟。阳疟方名为扶阳散邪丹，一剂轻，二剂全愈，不必三剂也。凡阳疟不论一日二日，无不全愈，神方也。阴疟方名为益阴辟邪丹。无论一日、二日、三日，四剂全愈。倘四日两头发之疟，久经岁月者，方中药料加一倍，增入人参五钱，亦四剂全愈，但愈后必须多服十全大补汤，不致再感而重发也。倘人不信吾言，动用祛邪之品，置阳气阴气于不问，虽心欲去疟，适所以坚疟鬼之城也。

### 扶阳散邪丹

人参一钱　白术三钱　柴胡二钱　半夏三钱　青皮一钱　鳖甲三钱　当归三钱　生何首乌三钱　山楂二十粒　甘草一钱　水煎服。

### 益阴辟邪丹

熟地五钱　当归五钱　白芍五钱　何首乌五钱　白术五钱　茯苓五钱　鳖甲一两　白芥子五钱　柴胡一分　山楂十粒　水煎服。

## 痢疾

痢亦不同，有阳痢、阴痢之分，世人不知也，皆为湿热所致。动言痢无止法，而不辨其阴阳之异，故往往杀人，可慨也。阴阳之痢，《内经》亦未分别，我今日亦泄天地之奇。大约便血腹疼，后重噤口者，阳痢也。腹不痛，以手按之而快者，粪门无急迫之状，日能食，无血而白痢者，乃阴痢也。虽用药得宜，一方可以兼治，然终不识症之阴阳，犹为不知痢症之人也，不可不明辨之。庶几用药可分轻重，尤易奏功如响。吾今立二方，一治阳痢，一治阴痢。阳痢方名为扫痢神丹。一剂即止血，二剂即止痢，不必三剂也。阴痢方名为化痢仙丹。一剂轻，二剂止，三剂全愈。人见血痢为重，而不知白痢感于阴分，未尝轻也。但阳痢火重而湿轻，阴痢火轻而湿重耳。阳痢之方，妙在用黄连于大黄之中，使火毒迅扫而去，不久留肠胃之中。阴痢之方，妙在用芍药之多，平肝以扶脾土，使土安而水易去，其余皆是祛逐邪秽之物，各用之咸宜，所以奏功尤易也。

### 扫痢神丹

黄连三钱　当归五钱　白芍五钱　广木香一钱　槟榔一钱　枳壳一钱　大黄五钱　车前子五钱　水煎服。

### 化痢仙丹

白芍一两　当归五钱　枳壳一钱　萝卜子三钱　槟榔一钱　甘草一钱　车前子一钱　水煎服。

### 癫狂

癫狂之症，世人以癫为阴，以狂为阳是矣。然而癫之中未尝无阳症，狂之中未尝无阴症也。何以见之？癫如羊癫、牛马之症，此发之阳气之不足。阳虚则阴邪自旺，此谓之阴症宜也。然而其中又有花癫之病，见男子而思亲，逢女子而不识，呼喊叫号，昼夜不止。倘亦为阴症，而用桂、附之品，则立刻发狂而死矣。狂如登高而歌，弃衣而走，见水而入，此发之阳邪之有余，谓之阳症宜也。然其中有似是而非，又不可不辨。如见人则骂，逢物则瞋，躁扰不宁，欲睡不安，欲行不得，口渴索饮，见水则止，倘亦视为阳症，而投之竹叶石膏汤，下喉即死矣。然则二症终于何处辨之？亦辨之于两目有神无神而已。如阳症，则目必红；而阴症，则目必白也。吾定二方，一治阳癫，一治阴狂之症。阳癫方名散癫汤。此方之妙，妙在白芍用至一两，自能平肝；栀子用至五钱，自然散其郁结之火。其余柴、芥、术、苓皆去痰、去湿之妙品，自然心清而火降，脾健而癫除也。阴狂方名解狂散。此方之妙，妙在用玄参二两于群补真阴之中，解散其浮游之火，水足而火自消，亦火息而狂自定也。苟或辨之不清，妄投药饵，生死存亡正未可定矣。

### 散癫汤

白芍一两　白术五钱　当归五钱　炒栀子五钱　菖蒲五分　茯神三钱　甘草一钱　白芥子三钱　丹皮三钱　柴胡一钱　陈皮五分
水煎服。

### 解狂散

熟地一两　白芍五钱　当归五钱　山茱萸五钱　麦冬五钱　北五味一钱　玄参二两　白芥子三钱　菖蒲三分　生地五钱　水煎服。

## 咳嗽

咳嗽初起，多是阳邪之感；咳嗽日久，多是阴气之虚。然亦不可拘于此论也。有初起而即是阴虚者，有日久而仍是阳虚者，又不可不辨也。何以见初起之即犯阴经也？如日间不嗽而夜间嗽者，或朝咳之轻而夜咳之重者，虽有风邪袭之，终是阴虚使然。开手即宜用补阴之味，而佐之散风之品，则邪易去而正气不耗也。何以见日久之犹是阳经也？如嗽必抬肩，咳必声振，吐痰而结成黄块，塞鼻而长流清涎，或昼重而夜反安然，或坐躁而卧转宁贴，此阳气之未虚而邪气怎之而不散也。必须仍用祛风荡痰之品，而少兼之滋阴之味，则邪自散而阴气不伤。吾今留二方，一治阴经之咳嗽，一治阳经之咳嗽。阴经方名护阴止嗽丹，此方有调济之宜，看甚平常，而奏功实神也。阳经方名散邪止嗽丹。此方虽是散邪，而仍然补阴而不补阳者何故？盖阳既旺而邪自难去，补益其阴则阳气自平，阳平而邪亦难留矣。倘不知阴阳之异，即一味偏补之，则阴不能生而阳不能化，不特咳嗽难愈，而且变症百端矣，可不慎哉。

**护阴止嗽丹**

麦冬五钱　紫菀五钱　百部五钱　天门冬三钱　熟地五钱　桔
梗二钱　甘草一钱　白芥子二钱　玄参三钱　沙参三钱　陈皮五分
款冬花五分　水煎服。

**散邪止嗽丹**

柴胡一钱　白芍五钱　黄芩一钱　石膏一钱　桔梗一钱　甘草
一钱　生地五钱　麦冬二钱　茯苓三钱　半夏一钱　陈皮五分　水
煎服。

## 大小便闭

大小便之闭塞不通也，人皆谓之火，然火亦有阴阳之别。阳
火而成闭结人易知，阴火而成闭结人难识也。先言大便之闭塞。
邪火逼迫于大肠之中，烧干大肠，以致肠结而痛，手按之不可近
者，必须用祛荡之品而大泻之，否则邪留于腹中，必变为谵语发
狂之症矣。此等之病，乃阳火作祟也。若夫肾水亏损，不能滋润
于大肠，以致粪如羊屎者，往往有经月而尚未便者，虽觉急迫，
而终亦不甚，忍至二三日而如前不相异。老人多有此症，乃阴火
作祟也。阴火者，相火，乃虚火也。肾火之有余，实肾水之不足
也。若亦以下药下之，是因其阴虚而复虚之也，去死不远矣。吾
今定二方，一治阳火，一治阴火。治阳火方名利火下导汤。此方
虽有大黄之行，火麻之润，而仍以当归为君，则补多于下，亦止
因势利导，而终非过下亡阴也。治阴火方名为升阳下阴汤，此方
之妙，妙在熟地纯阴之药为君，而佐之地榆、苁蓉、火麻之润，
尤妙用升麻升提清气，则秽浊自然下行，又何必加入大黄之多
事哉。

再言小便之闭塞。小便之通，在于膀胱之气化。膀胱乘于火
邪，则小便必点滴不通。其症必气急面红，心欲呕而胃作酸，腹

欲胀而肠欲断，两目双赤，狂躁不宁，此阳症也。苟或小便虽急而非点滴之不通，气不急，面不红，目不痛，腹胀而喜按，胃安而难餐，此阴症也。设不辨其阴阳，而轻用开关之剂，亦半死半生之道也。夫阳证易治，而阴症难治者何也？亦不取阴证而一辨明之耳。盖小便之通，虽本于膀胱之气化，然膀胱畏火而又未尝不喜火也。多火则膀胱之气化不及行，无火则膀胱之气化又不能行也。膀胱之阴虚，则水道已成冰冻之窟，又何能通阴寒之水哉？故小便亦闭塞而不通也。吾今亦立二方，一治阳症，一治阴症。阳症方名清水至神汤，一剂即通。车前利水而不走气，寄奴逐水而不伤阴，升麻升提而反得下降之宜，白果引入任督之路以泻水之气，直入膀胱，实有妙用也。阴症用益火济水汤，此方之妙，妙在纯是补阴，而不去利水。用肉桂之一味，以转阳和，自然雪消，春水冰泮而沟壑皆通也。倘止去通水，则膀胱愈寒，必成牢不可破之坚城矣。

**利火下导汤**

大黄三钱　当归一两　红花二钱　赤芍药三钱　厚朴二钱　枳实一钱　柴胡八分　火麻子三钱　水煎服。

**升阳下阴汤**

熟地一两　当归五钱　地榆一钱　火麻子一钱　升麻一钱　生地五钱　麦冬五钱　肉苁蓉五钱，洗去盐水　水煎好，加入人乳半碗服。

**清水至神汤**

薏仁五钱　白果十个　升麻五分　车前子一两　泽泻三钱　刘寄奴五钱　水煎服。

**益火济水汤**

熟地一两　山药五钱　茯苓五钱　山茱萸五钱　牛膝三钱　肉桂二钱　麦冬五钱　车前子三钱　薏仁五钱　水煎服。

### 心痛

　　心痛，从来言无真正之病，不知心痛未尝无真也，但有阴阳之分耳。大约阳病之痛犯心者多不救，阴病之痛犯心者多难医。阳病乃火也，火邪犯心，有膻中之障隔，而火势不能直冲于心。泻其胃中之火而心安矣。其故何也？邪火与心火本是同类，火与火合，气焰虽殊，而热性何殊也。原无相克之嫌，故火退而君火自息，何至有自焚之祸。若阴病，乃寒也，寒邪直犯乎心，虽有膻中之障隔，而寒气冲天，直中皇居，相臣不当其锋，先自逃遁于他处，而天王有不下堂而走乎。盖寒水克心火，立时可以扑灭，较阳症而更重也。故朝发夕死，夕发旦死，医之少迟，已多不救，况用药之不得其宜，何怪其骤亡也。人见其亡之骤，谓其真正心痛，其实非真正心痛也。治之得宜，何尝不可救哉。然则心痛之阴阳，又乌可不辨之乎？若阳症也，必彻夜竟日疼痛呼号，双目必红，口必渴引饮，得凉水而少止，与之食而更痛，手不可按，按之而痛必甚；身上必然有汗，日重而夜少轻。此乃邪火作祟于胃中，上冲膻中耳。用泻火神丹，下喉而痛即定矣。此方之妙，妙在栀子用之太多，始能直折其郁抑之火，而苍术、茯苓又去其湿，湿去则不生热，而火势自衰，又加之管仲以去秽，乳香、木香以止痛，用甘草之多，则栀子不至太凉，反得其调剂之宜，而枳壳化食，食消则火随食而下行矣。又虑邪火大旺，若不顺从其性，则火势炎上，恐拒隔而不受，用干姜之炒黑，去其太热，引栀子之类于下行，又得其前导之功也。药性既然相宜，功效岂不立奏乎？所以甫下喉而痛即定也。若阴症也，必感寒而得之。其症小腹先痛而后入心，口吐清水，与之茶即吐出，手足青甚而卵缩，角弓反张，此阴寒之气犯心。其来甚速，苟能以生姜半斤捣碎，炒热敷于心腹之间，则寒邪少减，即用生姜三两捣碎，饮之亦能生者。然终乃一时急救之法，而非万年济人之术也。用祛寒定痛汤救之实神。刻不可缓，速行救之，下喉亦生，否则难救矣。此方之妙，妙在用白术之多，直入腰脐之内者何也？寒气之入，原从脐内先入，若不急杜其来路，则邪无顾忌，往前直奔心包之络，如何当其贼势之横行，余故用白术绝之也。然非多加，则势孤力薄，寒邪亦何所畏而反顾哉。故必多加，而后可以取效。然徒用白术之多，而无附子、肉桂之热药，是犹兵众而将非摧锋陷阵之帅，则兵卒不前，贼又何所畏忌，故必用附子、肉桂也。然徒用附子、肉桂，斩杀诛戮而不分散寒邪之势，则敌人团聚，尤难解纷。余所以又用茯苓引寒邪之下行也。又虑心君寒甚，无火以温其中，譬如群贼围困皇宫，虽有勤王之将，而无导引之师，则外虽有声援之兵，而内无接应，非得亲信之臣，又何以交通内外。余所以又用菖蒲引桂、附入心而卫君也。愿人敬守吾方，以治真正之心痛，无不手到成功。倘见病势少轻，前二方少减分两，亦未为不可。

**泻火神丹**

栀子五钱　白芍三钱　乳香一钱　广木香一钱　管仲三钱　甘草三钱　枳壳一钱　炒黑干姜一钱　茯苓五钱　苍术三钱　水煎服。

**祛寒定痛汤**

附子三钱　白术三两　肉桂三钱　人参三钱　菖蒲一钱　茯苓五钱　水煎服。

## 腹痛

腹痛多是寒热之二症。虽有气痛、虫痛、食痛之殊，然大约以阴阳二字足以包之，毋论食痛、虫痛、气痛也。其阴症之痛，如时而痛，时而不痛，或夜痛而日不痛，或饥痛而饱不痛，或不按而痛，手按之而不痛，皆是阴症之痛也。其症口吐清水者有之，喜热汤者有之，索饮食者有之，喜拥被而卧者有之。面青手冷，口必不干，痰必不结。此等之症，不可用寒药治之。吾有一方甚效之极，方名安腹止痛丹。此方之妙，妙在用白芍以平肝，使肝木不来克土，又佐之健脾去湿、去痰、去食之剂，而后调和得宜，自然奏效如神。倘或有虫，亦能制缚而不痛矣。盖肉桂一味，原能杀虫故耳。若阳症之痛，必日重而夜轻，必痛不可手按，得食则痛更甚，口必渴，痰必黄，目必红赤，舌必燥，手足反寒而战，大便坚实，小便必黄赤而便难，皆火之作祟，而虫与食之不化也。或因气恼而得，或因酒醉而成，或过食燔熬烹炙而得，治之法不可以寒药折之。吾有一方，治之最妙，方名清解止痛丹。此方亦妙在用芍药。盖痛症非芍药不能和，故必以此为君，要佐使之得宜，又何患芍药之酸收哉。攻邪之内用芍药为君，所谓剿抚兼施，自成仁勇，先居必胜之势，以攻必散之病，有不奏效如神者乎？腹痛虽小疾，而阴阳最不可不辨明者。世人往往因小疾而治之不得法，遂成大病者多矣。我所以不惮烦而传腹疼之一门也。

### 安腹止痛丹

白芍五钱　甘草一钱　肉桂一钱　干姜一钱　白术五钱　麦芽二钱　山楂十粒　半夏二钱　水煎服。

### 清解止痛丹

芍药五钱　枳实一钱　白术一钱　山楂二十粒　厚朴一钱　石膏二钱　甘草一钱　白芥子三钱　茯苓三钱　柴胡八分　当归三钱炒栀子二钱　水煎服。

### 头痛

头痛之症，人以为阳之病也。然阳虚而头痛与阳实而头痛者有殊。盖阳虚之病，即阴虚之症也。阳气之虚，以致阳邪之旺，倘阴气不衰，则阳邪有制，何能作祟乎？然则头痛不可尽言阳症也。吾今辨明有阳虚之头痛，有阴虚之头痛。或曰头乃六阳之首，阴气不能到头，如何说是阴虚之故？不知阴气到头而还，而阳气既衰，不能接续阴气，以致头痛。虽是阳虚之故，而实亦阴气之衰，阴气苟旺，亦能上接夫阳气也。阴阳原两相根，亦两相接，原不可分为二也。惟其一偏之虚，遂至两相之隔矣。然则治之法，何可不辨阴症与阳症乎？阴症之痛也，颠顶若晕而头重似痛不痛，昏昏欲睡，头重而不可抬，非若阳症之痛之甚也。其症朝轻而晚重，身脉又不觉十分之重，此乃肾水之衰，而肝气克脾，虚火升上之故也。方用平颠化晕汤治之，自然平复，但非一二剂可以奏功。盖阴病多无近效，非药饵之不灵，万勿责之近功可也。此即四物汤之变方。妙在用桔梗、细辛于补阴之中，阴足而二味解其头之晕，是顾阴为本而散邪为末也。若阳虚之头疼，多是风邪侵袭而然，阳气不虚，邪何从入？于脾胃之阳虚，而气遂不能顾首，风邪因而相犯，然则祛风而可不补正乎？但其间阳气之虚，从何辨之？亦观之症以辨之。其症必鼻塞而多涕，口渴而多痰，其痛必走来走去不定于一方，而痛连齿牙，或痛连于项背，彻夜号呼，竟夜不寐者是也。吾有一方最佳，方名解痛神丹。一剂而痛如失。此方用川芎至一两，而又佐之天、麦二冬，纯是补阴之味，如何治之阳虚有邪之头痛也？不知阳邪之旺，终由于阴气之衰，补其阴而阳自旺，阳旺而邪自衰，况方中各有散邪之品，用之于阴药之中，愈足以见其功用之大。倘纯用风药，未尝无功，然真气散尽，头痛虽除而他病将见，又不可不知也。

### 平颠化晕汤

熟地一两　麦冬一两　细辛三分　山茱萸五钱　川芎五钱　当归三钱　白芍三钱　北五味一钱　白芥子三钱　桔梗一钱　水煎服。

### 解痛神丹

川芎一钱　辛夷一钱　黄芩三钱　蔓荆子一钱　细辛五分　麦冬五钱　甘草一钱　天门冬五钱　桔梗三钱　天花粉二钱　水煎服。

## 目痛

目疾至难治而至易治也。世人目疾，往往有经岁经年而不

愈，甚至终身为废疾者有之。此岂目病之果难治乎？亦治之不早
与早治之不得其法耳。盖目痛有阴阳之分，而辨之不可不预也。
苟辨之至清，用药得当，随手即可奏功，何至有废疾之成哉。阳
症之目痛，必羞明恶亮，大眦必赤如火，而小眦反觉淡红，其痛
必如刺戳，流水结眵。或鼻塞而不通，或口渴而痰结，或身发寒
热而不止，此皆火壅于心腹之间，肝木气郁而成此目痛也。若错
认作虚症，而用温补之药，则必变为两眼青盲之症矣。法当用开
郁去风之剂。方用开目散。此方之妙，妙在舒肝木之气，而加之
去湿散火之品，不去治目而目之红痛尽除。大约二剂便可收功，
不必多用。至于阴虚之目痛，虽初起之时略有微疼，而痛终不
甚，大眦不赤而小眦则红如血者有之，或小眦不赤而通身作桃花
色者有之，无泪无眵，日间少快，夜则反重，虽羞明而不甚，腹
内时时作饥，饥则痛，较饱时觉重，可见日而不可见灯火，大便
溏者有之，而小便反觉清长，或夜发热者有之，而身间发汗不
止，此皆肾水虚耗，不能滋润肝木，肝木自顾不暇，又何能上润
于目？必须用纯补真阴之药，大剂吞服，始能水足而虚火有归经
之日。倘以寒凉之药治之，则必胃气消亡，而阳气亦因之而丧。
或以风药治之，散其真气，而双目终无红退之时。于是有昏花之
症，于是有拳毛倒睫之症，终身成为废人而不悟者，比比也。予
与言及此，可胜浩叹。予今定一方救之，实有神功，名为养目至
神汤。此方前去补肾以生肝，使水足而肝木得养，肝木有气，而
双目自明矣。但此方必须多服为妙。服至半年，不特昏花者可以
重明，而拳毛倒睫者亦能自愈。盖治本而末治在其中，正不必又
治本而又去治末也。

**开目散**

柴胡二钱　当归一钱　白芍三钱　白蒺藜三钱　半夏二钱　陈
皮一钱　甘草一钱　车前子二钱　苍术一钱　黄连一钱　草决明一
钱　天花粉一钱　水煎服。

**养目至神汤**

熟地五钱　山茱萸五钱　甘菊花三钱　地骨皮三钱　当归三钱

白芍<sub>三钱</sub> 茯苓<sub>三钱</sub> 白芥子<sub>一钱</sub> 柴胡<sub>三分</sub> 枸杞子<sub>二钱</sub> 葳蕤<sub>三钱</sub> 水煎服。

## 双蛾

双蛾之症，乃少阴之火冲上于咽喉也，其势甚速甚急。重者有点滴之水不能下喉者，一连数日不进饮食而死者有之。虽此症皆起于火，而火有不同，有阴火阳火之异。苟不辨明而妄自用药，死亡顷刻。非发狂而亡即身青而死矣。阳症如何？喉中必先作干燥之状，口必大渴引饮，痰或结于胸膈之间，欲吐不能，欲咽不可，喉肿如疮，小舌红甚，喉之两旁内如鸡冠，外必作肿状，日间痛不可当，夜间少安可寐，舌必峭而目必赤也。万不可与温热之药。倘误与之，立时发狂矣。此症只消用吐法，便可全愈。古人有用生桐油以鹅翎扫其喉中，一吐出顽痰碗许，即刻奏功者。然亦有火亢之极，一吐不能效者奈何？然必问其饮食起居，从前曾服过何药。倘服热药而致此者亦多，其大便必燥结，三四日不下，或小便痛涩者，放胆用吾汤以治之。方名豆根神散。一剂即安，而双蛾消归乌有矣。此方之妙，妙在山豆根之多用，此物最消少阴之实火。然非甘草、桔梗以伴之，则下行而不上达，故用二味为臣。青黛亦止痛消肿之神药，以之为辅。半夏、天花粉不过消其顽痰，则火易消散耳。若阴症之双蛾也，有形而不十分作痛，时而痛，时而不痛。夜痛而重，昼痛而轻。口必不干，不过微燥而已，饮之凉水，下喉即快，少顷转觉不安，胸中膨胀，大便如常，小便清长，即色黄而亦不作艰涩之状，此皆阴虚火动之故。莫妙用八味地黄汤，大剂饮之，自然下喉而痰声息，肿痛除也。盖八味丸专补命门之火，下热而上热自消，龙雷之火非真火不能引之归经耳。然而二症往往有药食不能咽者，虽有此等妙药，何以下喉。阳症用鹅翎扫其喉，得小吐则水路少开，便可用药。阴症则不可用吐法也，盖吐之甚则火益沸腾。另有巧法，用针刺手上大指指甲之旁少商穴，刺星星出血，其血色必紫必黑，血出喉必稍宽，便可用地黄汤也。如不肯刺，更用附子为末，以糯子调成，摊在两足之脚心，一时辰便开水路，便可用药，固是至妙之方也。

### 豆根神散

山豆根三钱　甘草三钱　麻黄五分　桔梗三钱　半夏二钱　青黛三钱　天花粉三钱　水煎服。

## 痈疮

痈疮之症，至凶至恶者，莫过发背。然而别其阴阳，治之无难，不知阴阳，各疮痈且皆不能奏效，况易治乎。故痈疮之证，但当问其是阴是阳，不当计其何轻何重也。大约各痈疽疮症初发之时，作痛作疼，发寒发热，多是阳症。阳症初起，必然红肿高突，呼号叫喊，自不能免。若阴症则不然，虽亦发寒发热，而疼痛反觉少轻。初发之时，必现无数小疮头以欺世，大势平陂而无高突之状，面必色黯，不若阳症之面红也。治之少差，死生反掌，可不慎乎。阳症之疮，乃火之有余，不能发泄，或饮凉水，水浆壅遏而成阳毒。阴症之疮，必生于富贵之人，或繁华而兼忧郁，或气恼而带房劳。内水既干，内火自炽，蕴毒实深，一旦溃发，岂可以细小微剂望其生全乎，与阳症治法大是悬殊。然而阴阳虽有各别，而毒气总无大异也。吾今立一方，统治阴阳痈疽之各疮，无不神效。但阳症小其剂，阴症多其味也。方名阴阳通治丹。如若阴症，各药倍一半，加附子一钱可也，余不可乱加。此方之妙，妙在金银花。盖此味乃补阴之妙品，又是散邪解毒之圣药，然非多加，则力薄而效浅，吾所以用至三两也。阳症何以相宜，盖补阴正所以助阳气之不足，阳生于阴，原有妙用也。若阴症尤其所宜，加一倍则力大而气专。加附子以达其经络，无经不入，引当归、甘草之类，同群共济，更易奏功也。倘世人不听吾言，因循失治，必致阴症变成坏症，而阳症亦变为阴症而不可救者，是则可怜也矣。

**阴阳通治丹**

当归一两　甘草三钱　金银花三两　车前子五钱　水煎服。

## 脱症

脱症之有阳阴也，于何辨之？亦辨之症而已。非男脱为阳，而女脱为阴也。阳脱之症，乃阳气之衰，阳精不能与阴精相合，于是彼此相脱而身亡。而阳精与阴精又从何处以辨之？阳精者火也，阴精者水也，阴阳皆在于肾之中，无阳则阴不生，无阴则阳不化，合则生，而脱则死也。而阳脱之症若何？其阳必翘然不倒，精尽而继之以血者是也。阴脱之症若何？精尽而止，其阳即痿，身寒而无气者是也。治阳脱与治阴脱，虽皆不可离去人参、附子，而其中又不可不少有分别。治阳脱者，宜多用人参而少用附子；治阴脱者，宜多用附子而少用人参。吾今定二方，一治阳脱，一治阴脱。或疑脱症不可服补阴之剂，不知阴虚而脱，无阴固不能骤生，然而有参以生气，又有附子一枚以为君，则纯是大热之药，若不助之补阴之味，未免过于酷烈，此中实有妙用。倘附子不用至一枚，断难用补阴之药也。设若止用人参，而少用附子，则阴寒之气逼人，又安能回之无何有之乡哉。此阴脱阳脱之宜辨也。苟知阴阳之辨，见此等之症，自然不至临时忙乱，而枉人之性命也。

**阳脱方**

人参三两　附子二钱　水煎服。

**阴脱方**

附子一个　人参一两　熟地五钱　山茱萸五钱　麦冬五钱　水煎服。

## 汗症

汗症之宜讲也。人以为发汗亡阳耳，谁知亦有发汗亡阴之祸哉。大约汗症多是热，而阳气不能固者，始有汗出，故世人动以汗出亡阳为辞，不知阳生于阴，阴气不能固，而阳气始能外泄，亦有阳气不能收，而阴气外逆者，亦不可不辨也。其阳症若何？身必发热，口必发渴，两目必红赤，痰如黄块，或吐白沫，其汗或如雨、或如珠，身必狂躁不安，脉必洪大而数，按之必有力而击指，登高而歌，或弃衣而走，或见水而入，皆是阳症之汗也。然阳之中有实有虚，又从何而辨之？汗出而身凉者，为虚是矣，然亦有汗出而身未凉者为虚。虚者口舌必滑，苔为白苔者虚也，若见黄苔与灰黑之色与红赤之色，俱是实邪之火。如此辨症，断断不差。虚者宜用补阳之味，三黄之汤多加黄芪，清中补之最妙。若实邪之汗，非石膏汤不能遏抑其火，世人皆知其方，余所以不留方也。若阴虚发汗，人最难知，医方亦无佳者。吾先言其症，而后定其方。其症微微汗出，如星星光景，口必不渴，舌必滑无苔，或夜有汗而日无汗，或动有汗出而静无汗，或饮食有汗而平时无汗，或身有汗而头无汗，皆是阴虚之汗也。吾今留一方统治之，无不神效。此方之妙，妙在补气之味而加入于补血之中，少加桑叶、五味以止汗，故阴气自生而汗亦自止。倘亦用寒凉之味以止汗，汗虽止而正气消亡，非胃气之寒，即脾气之坏矣。论理人参亦可多加，而余不用之者，伤人之贫者多，而富者少，吾定此方，以救万世之人，故不以难者强世人也。

黄芪三钱　当归五钱　桑叶七片　五味子十粒　白芍一两　生地五钱　麦冬五钱　白芥子三钱　水煎服。


## 痰症

痰症，百病多起于痰，无痰则不能成病。然痰之生必非无因，非阳气之衰，即阴气之乏也。阳气既衰，而风邪外中，则痰必生矣。其痰之生也，或如黄块，或如败絮，种种之不同，或咳嗽之不已，或呕吐之不止，而继之膨闷。治之法以二陈汤加减，以治阳症之痰，实有奇效。然此方多不善用之，往往取败者为何？亦因其欠补阳气之味也。吾今加减其方，名为加减二陈汤。以此治阳症之痰，无不神效。汝见有火，少加枯芩一钱可也。阴症之痰，吐如清水，或如蟹涎，口必不渴，或腹内作声，或胸中作闷，或夜重而昼轻，或面红而时白，皆阴虚之痰也。阴虚者，非脾气之不足，则肾气之匮乏也。治之法健脾以化其痰，补肾以归其水，此大法也。更有一种下寒之甚，火气无多，水波泛上，必须补其肾中之火，以生脾土，则土旺始能摄水，自然不化痰而化精。又在人善于治之也，肾火虚寒以致水泛者，用八味丸最妙，余不再定其方。惟是脾肾之虚，不至命门之火太微者，可兼治脾土，而不必纯去补肾。余定一方，一剂轻，二剂痰静，三剂痰消乌有矣。此方之妙，妙在纯去健脾，而又去泄湿，湿去则痰无党可聚。又有白芥子消其膜膈之痰，而神曲、砂仁又最是醒脾之品，同群共济，有不奏功如神者乎。

**加减二陈汤**

白术三钱　陈皮一钱　甘草一钱　茯苓五钱　半夏一钱　人参五分　麦冬三钱　苏子八分　水煎服。

**后方**

白术五钱　山药五钱　芡实五钱　薏仁五钱　神曲五分　砂仁二粒　白芥子三钱　水煎服

## 肿胀

肿胀之症，有水肿、气肿、血肿、虫肿、食肿之别。五症之中，最易治者食肿耳，不必分其阴阳，以消食之品分消之即愈。其次难治者则虫肿，亦不必分其阴阳。盖虫肿即食之变，皆伤脾阴而成，健脾而济之下虫之品，自然能愈。世多留方，然用之而不效者何也？亦因看不清是阴虚之故，而用阳药以去之也。吾今留一奇方，专治虫臌最妙最神，方名化虫绝神丹。每日空腹白滚水送下一两，早晚二服，服三日即有虫从大便中出矣。服十日肿胀消，再服十日全愈，不必尽服也。此方俱是补阴之品，又是杀虫之药，脏腑不伤而反受大益，潜移默夺，不战之战，正妙于战也。气臌者，乃阳气之郁也，世人以水臌法治之，转成危症者最多。而气臌从何辨之？单胀于两胁之间而手足不十分肿者是，又不是虫胀之单胀于腹也。此等之病，宜解郁为主，而解郁又以舒肝为急。吾定一方，名为开郁消肿汤。此方用柴芍以舒肝气，则两胁之胀满自除，又何必用大腹皮与槟榔之消克哉。此方可用四剂之后，略减其半，加入人参三钱，连服四剂，气臌自消亡于无事矣。血臌之病，非气病也，乃血症也。半由于饮食之失宜，半由于思想之太结，遂成此病。其症面黄而腹胀，手按之如有物在，而又不十分大痛，手足必然细小者，此是血臌也。方用破血安全汤。此方大黄用之以逐血，然非以补中下之，恐有排山倒海之忧。今用白术以固腰脐，当归生新去旧，鳖甲、牛膝入于至坚之中以动之。又虑脾气消亡，又加人参以醒其气，安有脾不健而血不下者乎。至于水胀之症，实有阴阳之殊。初感之时，两足如泥者，乃水症也。虽是水侵脾土，亦因脾气之虚，以致邪水相犯。然而脾气之虚，又因于胃气之弱，是脾阴之病，即阳气之衰也。初起之时，乘其阴气之未亏，即以牵牛、甘遂二味各二钱治之，水去如响，又何水臌之难治乎。至于阴虚而成水臌者，虽亦是脾经之弱，然非胃气之衰。盖命门火衰，无火以温脾土，以致水泛为痰，留于胃脾之内，渐侵入四肢，非若水症之由外而内也，法当用金匮肾气丸补肾中之火以生脾胃之土，而水自归元，终亦尽消乌有。更有一种，纯是阴虚，水亦上泛，非肾火之不足者。其症满身流水，囊大而不能卧，大便如常，小便亦利，饮食知味者是。法当用六味地黄汤一料煎汤恣饮，自然奏功如神耳。

又不可不知之也。

### 化虫绝神丹

鳖甲一斤　地栗粉一斤　雷丸二两　生何首乌一斤　甘草三两　神曲半斤　榧子肉半斤　枳实五两　槟榔三两　使君子三两　各为末，米饭为丸。

### 开郁消肿汤

柴胡三钱　白芍五钱　郁金三钱　当归五钱　红花五钱　茯苓五钱　薏仁二两　枳壳一钱　甘草一分　陈皮五分　神曲三钱　半夏一钱　水煎服。

### 破血安全汤

大黄一两　雷丸五钱　白术一两　枳实二钱　肉桂二钱　当归一两　牛膝三钱　鳖甲三钱　人参五钱　水煎服。

## 暑症

暑症有中热、中暑之分，大约中暑则阴症居多，而中热多是阳症。何以辨之？中暑之人，半皆居于高堂大厦，虽暑气，明是热气，如何说是阴经之病。不知阴气之虚，而后阳邪来犯，仍作阴症治之，其症必然腹痛头晕，吐泻兼作，甚则角弓反张，霍乱吐泻，法当以健脾为主，而佐之祛暑之药，实为得之，方用却暑仙丹。倘角弓反张，加入肉桂五分，否则不可加也。此治阴症之法如此。若中热阳症若何？必得之肩挑负贩之人，于烈日火轮之下，汗出如雨，一时暴中，当速以解暑为先，而利水为次，不可仍补其气也，方用化热仙丹。此方妙在亦用青蒿，盖青蒿最能去暑，暑去而利其膀胱，是暑从小便而出，一剂而即愈也。此治阳症之中热又如此。

### 却暑仙丹

青蒿五钱　人参三钱　茯苓三钱　白术三钱　香薷一钱　陈皮

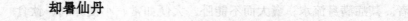

五分　半夏五分　甘草五分　水煎服。

### 化热仙丹

青蒿一两　香薷三钱　石膏三钱　知母一钱　麦冬三钱　甘草一钱　陈皮一钱　车前子五钱　水煎服。

## 喘症

喘症之宜分别也。喘症一时而来者，感外来之风邪也。必气急不能喘息，声如酣声，肩必抬上，背心寒冷，熨之火而不见其热，吐痰如涌泉，人不得卧，此乃阳症之喘也。用参苏饮一剂而轻，再剂而愈，或用小柴胡汤加减用之，亦无不奏功如响，故不必更立方法也。惟阴喘之症最为可畏，而又最难治疗也。其症亦作喘状，人亦不能卧，得食则少减，太多则膜胀，咳嗽不已，夜必更甚。此等之喘，乃似喘而非真喘。气之有余，实气之不足也。盖肾气大虚，欲离其根，惟此一线元阳挽回于脐之上下，欲绝而不遂绝之时也。法当大补其气，而峻补肾中之阴，使水火既济，始可成功，否则气断而速毙矣。方用回绝神奇汤。一剂而喘轻，再剂而喘定，一连四剂，自有起色，而后始可加入桂附之品，少少用之，不可多用，以劫夺之也。盖气绝非参不能回于无何有之乡，肾虚非熟地、山药不能济其匮乏。然肾虚之故，终由于肺气之虚，肺气既虚，肾水不能速生，故又助肺气之旺，而后金能生水，子母有相得之宜，自然肺气下行，而肾气上接，何至有喘病之犯哉。

### 回绝神奇汤

人参三两　熟地四两　麦冬三两　山茱萸二两　玄参一两　牛膝一两　白芥子三钱　水煎服。

## 中邪

邪有阴邪有阳邪，虽辨之不清，无致大害，然而亦不可不辨者。辨之清，用药得当，自然易于奏功也。阳邪之中，大约骂詈之声不绝于口，发狂而走，不欲安静，或呼见大头之鬼，或喊见金甲之神，眼直视而口吐白沫者是也。倘以热药投之，立时死矣。法当用醒邪汤治之自愈。或疑阳症而何以仍用阳药？不知阳药可以祛阳邪，非人参之助正气，则邪不能退也。阴邪之中，双目必闭，安卧无声，或自言自语，声必低微，或遗尿手撒，或痰响如酣，或身子发热，不喜见明者是也。倘以寒药投之，亦立时身丧。法当用扶正荡邪汤治之。此方之妙，妙在用人参为君，而佐之生枣仁为臣。枣仁生用，实有妙理，盖中邪之病，昏昏欲睡，不以枣仁生用，则其气更昏而不能醒。生枣仁得人参更有殊功，所以用相佐而相合也。阴寒非桂、附不能祛邪，然非参、苓、甘、术一派扶正之药，亦不能夺魂于俄顷，返魄于须臾也。论理此方去附、桂亦可兼治阳症之中邪，终不若二方分治之更妙，犹愿人细为消息之耳

**醒邪汤**

人参三钱　石膏一钱　半夏三钱　菖蒲一钱　黄连一钱　水煎服。

**扶正荡邪汤**

人参三钱　白术一两　附子一钱　半夏三钱　菖蒲一钱　茯神五钱　甘草一钱　麦冬三钱　丹参一钱　当归五钱　肉桂一钱　生枣仁三钱　水煎服。

## 吐血

吐血宜分阳症、阴症者，尤宜细辨。盖吐血犯人浊道，不比衄血之犯清道也。清道者，气道也；浊道者，食道也。胃中无血，而胃中有血，吐血从口中而出者，非胃中之血而何？此血也，因胃中有窍，不闭而血乃妄行。然而此血非止胃经一经之血也，盖心肝肺脾肾之血，俱奔腾于胃脘之外而渗入于胃中，胃不

能藏，所以上涌而吐也。然五脏之血，俱不可伤，而肾经尤甚，一伤肾则经年累月而不可止遏矣。盖胃为肾之关，关门不闭，而肾中之血自然上升于胃，又理之易知者也。然同是五脏之失血，又何以辨其为阴为阳，此又有故。盖吐血无火不能吐血，而无水亦不能吐血也。无火吐血人能知，无水吐血人难测。其故又何也？吾先言其有火者。胃本土也，而实有火在，胃无土气，则吐变为火，火存胃中，自然挟血而上奔，此阳火之焚，非水不能相济。然而血乃有形之物，一时倾盆而出，欲急补其水，一时既难收功，不得不益其气，使气生夫血，气生则气行，气行则血止，实有妙理存乎其间。其症必口渴齿痛，喉干目赤，身热，便可知为阳症之吐血也。治之法，须用独参汤一两饮之最妙。其次莫若当归补血汤之为更神。倘二方之中能调之三七根末各三钱，再加入荆芥炒黑者为末，同前二方饮之立止，断不再吐。无奈世人不知妙法，使吐血者致成痨瘵，未必非吾辈天医过于珍重方法，不肯传人之咎也。至于阴症何以辨之？或一日而数口，或经年而咳嗽，或痰中见丝，或夜重而日无血迹，或声哑而声嘶者是也。治之法又不可专用参归黄芪之品，当改用纯阴之味。世医六味地黄汤加麦冬五味最为相宜，但此等之病，非一二剂可以速效。人见六味汤之迂缓而无近功也，往往弃而不用，遂至轻变重，而重变亡。吾今怜惜，酌定神方，可以长服，而不必如六味丸之必须服至三年也。此方大半补阴，少加阳药，以生胃气，又用归经止漏之品塞其窍，较六味汤为更神。且此药味平妥，无有动性，盖血症最恶动也。

熟地五钱　山茱萸三钱　麦冬五钱　玄参三钱　天冬一钱　车前子三钱　荆芥炒黑三分　人参三分　山药五钱　薏仁一两　百合五钱　三七根末五分　水煎服。

## 梦遗

梦遗之症，十人常患六七人。有此病，半如废人。盖肾不可泻而可补，如何可终日而自泻之也。此病之必须速愈，而不可因循失治，致成终身之漏卮也。但其症有阴虚阳虚之分，不可不辨。不知阴阳而妄治之，多见其寡效也。阳虚之症，气必寡弱，而阳痿往往见色倒戈，一入梦中又偏鼓往直前而不肯已。其先亦必见色而思，慕容而视，身不能窃而魂随梦游，遂成此症。当时即用补阳止涩之药亦易成功，而无如人以为梦耳，何足忧，一而再，再而三，三而至四至五，而玉关不闭矣。余今传一方，最简最易，一剂轻，三剂全愈，至神之方，不可思议者也。如若初起之时，一剂永不再发。倘能消息吾方，改剂为丸，日服一两，亦奏奇功，读书之子当奉我为救命之神也。至阴虚梦遗，又复不同，往往有绝非思想而夜间亦遗者。此必天禀素虚，又加色欲，或看春图而摹拟，或读野史而怡神，或陶情花柳而娱色，以致玉关不锁，见色则流，闻声则泄，擦皮肉而辄遗，终日呻吟，全无健色。当大补真元，扶助命门之火，始可回阳光之离照，祛阴荡之群魔，闭其关门，增其精水，不必止遏而精自止也。方名壮阳止精汤。此方虽名壮阳，而实补肾水。止用巴戟以温暖命门之火，使水足以相济，而精自收摄于肾宫而不外遗，此不止精而正所以止精也。倘徒以牡蛎金樱子之类以止涩其精，而不补其肾中之水火，吾日见其消亡而已矣。

芡实一两　山药一两　人参五分　莲子三十个连心用　生枣仁三钱　水煎服。

### 壮阳止精汤

熟地一两　山茱萸五钱　山药三钱　炒枣仁五钱　芡实五钱　人参五钱　巴戟天三钱　车前子三钱　北五味一钱　麦冬三钱　柏子仁一钱　白芥子一钱　水煎服。

## 吞酸

吞酸之症皆肝木之凌土也，何以有阴阳之殊哉？不知肝经虽属阴，然肝中有火以克脾克胃，而阴阳遂分之矣。大约脾受肝火之侵多属于阴，胃受肝火之犯多属于阳耳。犯于阳者，心中嘈杂如火之焚，饮之水而辄吐，吐水必黄绿之色，如醋之酸而不可闻者是也。方用解酸汤治之，此方之妙，皆舒肝之圣药，而又解其火郁之气，自然手到功成也。侵于阴者，虽胸中作酸而不甚，今日食之，必至明日，吞酸而不可咽，口虽作渴，饮之水而酸更加吐出，必纯是清水，可用热物而不可用凉物者是也。方用八味地黄丸，实与症相宜。然而丸方终不及煎方之速。吾今定一方，治阴症之吞酸有奇功也。方名补阴化酸汤。一剂少轻，二剂即愈。此方之妙，妙在健脾多于补肾。盖脾健则水湿自去，邪水既去，而真水自生，肾水行于脾之中，脾气即通于胃之上，又何至胃口之寒出于吞酸而作吐乎。倘不知补脾于肾中，而惟图止酸于胃上，势必变为反胃而不可止也。

### 解酸汤

柴胡二钱　白芍五钱　苍术五钱　炒栀子三钱　茯苓五钱　陈皮一钱　厚朴一钱　神曲一钱　砂仁三粒　枳壳五分　香附二钱水煎服。

### 补阴化酸汤

肉桂五钱　熟地五钱　山药一两　山茱萸三钱　芡实五钱　陈皮五分　薏仁五钱　车前子三钱　附子一钱　人参五钱　白术五钱白芥子三钱　水煎服。

### 腰痛

腰痛多是肾病，然而腰痛不止肾病也。肾病固是阴虚，而肾病亦有阳虚者。阳虚之病，腰必冷气如冰，见寒则痛必甚，不可俯仰，食凉水冷饭之类，必然痛甚而不可止。阴虚之病，痛虽甚而不十分冷，饮凉茶、食冷饭而亦不十分大痛。以此分别阴阳，实为得要。而治之法亦少有微异也。吾今立一方统治之，各略加减，无不神效，名为健腰散。阳虚者加肉桂一钱，阴虚者加熟地一两，各照方服之，病各全愈，大约不必用至四剂也。惟有一种阳症腰痛，人最不知其故。一时风湿骤侵，腰痛不能转侧，打恭作揖，如千钱系腰一般，阳气有余而风邪作祟。法当祛邪消湿，其病立痊，方用祛荡汤。一剂轻，二剂病如失。此方纯去祛风荡湿，而又不损其正气，所以称神而奏功愈奇也。若错认作虚症，而用熟地补水之剂，则湿以恶湿，邪留腰脊而不去，必成伛偻之症。倘已成伛偻，吾有奇方可以渐起之，日服一剂，三月伛偻可以起立，神方也。

### 健腰散

白术二两　薏仁二两　水煎服。

### 祛荡汤

泽泻三钱　防己一钱　柴胡三钱　白术五钱　甘草一钱　苍术三钱　薏仁三钱　豨莶草二钱　半夏二钱　水煎服。

### 后方

薏仁一两　白术二两　黄芪一两　防风五分　豨莶草二钱　肉桂五分　茯苓五钱　水煎服。

## 霍乱

霍乱之症，乃感暑热之气也。因人之阴阳有虚有实，而症遂分之矣。大约霍乱虽有干湿，而犯暑邪则一也。宜别其阴阳之虚实以用药耳。阳症之霍乱，腹必大痛欲死，而手足不致反张，或吐而不泻，或泻而不吐，或吐泻交作，不可止抑，不比阴症之欲吐而不能，欲泻而不得也。方用香薷饮治之最佳，然而香薷饮为世人妄用，不知遵守，我今重定香薷之饮一方。盖香薷性热，必热药冷饮，始能顺其性而奏功也。我所定方，与世上之香薷饮各有不同，然而吾方实异于世人所定之方也。凡遇暑天而患霍乱者，用吾方煎饮，无不下喉即定耳。至于阴症霍乱，此方亦可并用，但宜加入人参三钱，或二钱，或一钱，煎服亦佳，但不可一气服之，必须缓缓呷之，则暑气自消，而正气来复。非吐则泻，便庆回春矣。设更用桂附热剂以劫之，虽亦有一时奏功者，而乱定复乱，往往变生他症，又不可不知也。

香薷三钱　白术三钱　陈皮一钱　神曲一钱　厚朴一钱　茯苓三钱　藿香五分　砂仁一粒　煎汤，候冷饮之。

## 生产

生产如何有阴阳之分？如阴虚不能产，即阳虚不能产也。但何以辨其阴阳之虚也？阳虚者，气虚下陷而浆水必然干枯，往往有不能转头而即欲产者，倘以手脚先下，此至危之症，或用针刺儿之手足，未为尽善。必须多用参、芪，使气足而儿身自能转动，不可止见其浆水之干枯，而徒用滑胎补水之药以濡润之也。方用救胎两全散。一剂儿身即时活动，二剂而儿头到门立产矣。盖参、芪原是纯于补气之药，二者同用，更见奇功，况又各用至二两之多，则气生于无何有之乡，母健而子自不弱，自然勇力出于寻常，而转身甚速也。尤妙加升麻三分，以少提其滞气，气不滞而生产更自神奇也。若阴虚不能产者，又从何辨之？儿头业已到门，而交骨不开，水自然不能推送，以至于此。非大补其水，又何以推送之易乎。方用顺推散。一剂而交骨一声响亮，儿头窜出而生矣。倘儿头先不到门，此方万不可加柞木，以轻启其门户也，切戒之，戒之。盖当归、川芎原是补血之神品，而柞木又是开关之圣药，自然相合而成功也。倘舍此不用，而徒用催生兔脑之丹，恐徒取败亡而已矣。

### 救胎两全散

人参二两　黄芪二两　升麻三分　水煎服。

### 顺推散

当归二两　川芎一两　红花五钱　柞木枝五钱　益母草三钱

水煎服。

## 小产

小产多是阴阳之虚，而又加好色，以至胎动不安，少有所触，使至堕落矣。然则不急补其阴阳之气血，又何以安其胎乎？但阳衰之症，从何而辨？其妇必然嗜卧，懒于下床，少若起居之劳倦，便觉心烦头晕，饮食少思者是也。方用安胎上圣汤。一剂即安，二剂不再动矣，多服尤妙，然亦不必至十剂也。阴虚而动者，人必瘦弱，或夜热而昼寒，或夜有汗而昼无汗，皮焦骨热，咳嗽时见者，阴虚也。方用养阴安胎汤，此方专治阴水之虚，而少佐之补阳之品，前方纯乎补阳，而少佐之补阴之味，总使阴阳不可偏胜，而调济之不可失宜也。后方大约服四剂，自然胎安，如肯多服尤佳，亦听病人之意而医者不必过强之也。

### 安胎上圣汤

人参三钱　白术五钱　山药五钱　茯苓二钱　黄芪五钱　甘草一钱　杜仲二钱　白扁豆三钱　麦冬三钱　北五味一钱　水煎服。

### 养阴安胎汤

熟地五钱　山药一钱　茯苓一钱　山茱萸二钱　枸杞一钱　杜仲一钱　白术二钱　陈皮五分　当归身三钱　人参五分　水煎服。倘热甚，加黄芩一钱，不热不必加也。

## 产后

产后以大补气血为主，补气血即补阴阳也。然而产后又不可徒补气血，而不分阳盛阴衰、阴盛阳衰而概用补剂也。如产后身热血晕，此气衰不能生血，以致血晕，不可止补血，而尤宜补气。当用人参为君，而佐之当归、川芎、荆芥为妙。如产后儿枕作痛，手不可按而血晕，此乃血气有余，以致阳衰不能运动，亦用前方加山楂十粒，便可奏功。惟有亡血过多，仅存微气，或作寒作热，必须大补其血，而少补之以气为得，方亦用前汤，以当归、川芎为君，以人参、荆芥为佐使，未尝不可一剂奏功也。产后原有专门，吾所以止言大概。大约阴虚者，夜必沉困；阳虚者，日必软弱耳。以此用药，更为得宜，汝再广之可耳。

## 子嗣

子嗣之当分阴阳也。天师与仲景张公定方于从前，而雷公又发明之于后，吾可以不必再言之矣，然而何故又言之耶？盖阴阳偏胜，终难生子，徒服温补之品，亦复何益。必须知其阳虚者补阳，阴虚者补阴，庶几阴阳两得其平，有子之道也。如见人见色倒戈，望门流涕，正战而兴忽阑，或欲再举而终不振，此阳气之衰微，又何疑哉。方用扶弱丸以助之。每日酒送下六钱或一两，服三日，阳事振作，非复从前之衰惫矣。然三日之中，毋染色欲，吾方始见神奇。倘一犯吾禁，止可少助其半，而不能大改其观，非我传方之不精也。阴虚不能生子者，又不可服此药。阴虚者必然多火，火之有余，水之不足，熬干阴精，泻亦不多，或太热而惊其胞，或水少而难于射，或夜热骨蒸，汗出亡阴，皆不能生子。吾今立一方，如法修合，终日吞咽，必能生子。每日早晚吞下五钱或一两亦可，多之更美。服至三月半年，未有不生子者。二方各有至理，各有奇功，要在人分别阴阳，以为种玉之丹也。

### 扶弱丸

人参六两　白术一斤　黄芪二斤　巴戟天半斤　肉桂三两　鹿茸一对　远志三两　覆盆子四两　柏子仁三两　熟地半斤　北五味三两　山茱萸六两　肉苁蓉一支　龙骨二两　杜仲四两　驴鞭一具，大而壮者佳　麦冬四两　各为末，蜜为丸，酒送下，每日或服六钱或一两。

**后方**

熟地一斤　地骨皮一斤　天门冬半斤　麦冬一斤　山茱萸一斤　芡实一斤　山药一斤　玄参四两　北五味三两　车前子四两　各为末，蜜为丸。

# 卷之二亨

## 虚症实症辨

### 咳嗽

咳嗽之宜辨虚实也，初嗽之时多是实，久嗽之后多是虚。肺主皮毛，一感风寒，便成咳嗽，痰气住于胃脘之间而不得散，鼻塞流涕而不已，其咳嗽之声必响，其吐痰亦必或黄或绿，重且身热而喉痛咽干，胸中膨闷而不可解，此皆邪气之实也。若以为虚，而动用补剂，则邪未散而气更壅滞矣。故初起之嗽，必须用风药解散为第一。惟世人治嗽，实多其方，然得其法者无几也。吾今酌定一方，可以为永远之式，方名宁嗽丹。此方祛风祛痰，又不耗气，治初起之咳嗽，殊有神功。大约二剂，无不愈者。此治实证之咳嗽，人幸存而收之，又何必用柴胡、防风过于消散哉。至于肺虚嗽症，非脾胃之虚即肾肝之涸也。咳嗽至于日月之久，若有风邪，即不服药，亦宜自散，今久而不愈，因脾气不健，土不能生肺金，则邪欺肺气之无亲，况土虚则肝木必然过旺，又来克脾，而金弱不能相制，则邪气无所顾忌，盘踞于肺中而不去，或日久而成嗽也。然何以知其脾气之虚，以致其久嗽之不已。论其饮食，则能食而不能消，口欲餐而腹又饱，或溏泄而无休，或小便之不谨，皆是脾虚作嗽也。法当用培土之味，而益之止嗽之品，方名土金丸。每日白滚水送下五钱，半料即全愈。

此方全不治嗽而嗽自安。盖健脾之气，而肺气有养，邪自难留，故不止嗽而嗽自已也。肝经之虚，以致久嗽者何故？肺金本克肝木，肝木之虚，肺金免乎制伏，宜于肺气之有养矣，何得反致咳嗽。不知肝木之气，必得肺金之制而木气始能调达。今因肝木素虚，而风又袭之，筋不能疏，益加抑郁而不伸，此咳嗽之未能痊也。法当舒肝中之郁，滋肝中之津，而金气始能彼此之相通而不致上下之相隔，庶几有嗽有止时也。然而肝虚之症，又从何而辨之？问其人，必两胁作胀闷之状，或左边之疼痛而手不可按，或面目之青黑而气无开，或胃脘作酸而欲吐，或痰结成小块而咽在喉咙，或逢小怒而咳嗽更甚，此皆肝虚咳嗽之病也。世人治肝经之咳嗽，原无方法，动以老痰呼之，误之甚矣。吾今立一方，专治肝虚作嗽之症，神效之极，方名木金两治汤。此方之妙，全去舒肝而不去治肺。盖久嗽则肺气已虚，何可又虚其虚，故不用风药以散肺金之气也。然则何不补肺金之气耶？不知肝虚所以久嗽，若又去助肺，则仍又致肝木之不得伸，何若竟补肝舒木之为得耶。况方中祛痰、祛风于表里胆膈之间，又未尝不兼顾肺邪也，此方之所以神而妙耳。肾虚之嗽，更自难明，肺为肾之母，子母相恋，岂有相忌而作嗽之理。殊不知肺金之气，夜卧必归息于肾宫，所谓母藏子舍也。今肺金为心火风邪所凌逼，既无卫蔽劝解之人，又无祛逐战争之士，束手受缚，性又不甘，自然投避子家，号召主伯亚旅以复其仇，子母关切，安忍坐视，自然统领家人腾上祛邪，无奈强邻势大，贼众瞒天，而其子又国衰民弱，不能拒敌，逃窜披靡，肺金之母不得已仍回己家，而肾宫子水，敌既未除，而家人星散，亦且民作为盗，不复仇而反助仇矣。于是水化为痰，终年咳嗽而不能愈也。法当专补肾水，而兼益肺金之气，其症始可安然。然肾虚作嗽之症，若何辨之？饮食知味，可饮可食，全无相碍，惟是昼轻夜重，夜汗则淋漓，或夜热之如火，或声嘶而口不干，或喉痛而舌不燥，痰涎纯是清水，投之水中而立化，或如蟹之涎，纯是白沫，皆肾虚咳嗽之症也。论方莫妙用八味地黄汤，去桂、附加麦冬、五味，大剂煎饮，必能奏功如响。然而可作丸而不可作汤，诚恐世人不知倦于修合，吾今另定奇方，可代地黄之汤也。方名水金两治汤。此方奇绝，补肾补肺而又加去火之剂，使骨髓之虚火皆安，又何虑外邪之相犯。肾中不热，则水气相安，自然化精而不化痰。况方中又有薏仁、车前，以利其膀胱之气，分消败浊而精益能生，非漫然而用之也。愿人加意吾方，以治肾虚之咳嗽，又奚至经年累月受无穷之累哉。

### 宁嗽丹

甘草二钱　桔梗三钱　黄芩一钱　陈皮一钱　天花粉二钱　麦冬三钱　苏叶一钱　水煎服。

### 土金丸

白术三两　茯苓三两　甘草一两　人参一两　半夏一两　桔梗一两　白芍三两　麦冬三两　干姜一两　神曲五钱　陈皮五钱　薏仁三两　各为末，蜜为丸。

### 木金两治汤

白芍一两　当归五钱　柴胡三钱　炒栀子二钱　苍术二钱　甘草一钱　神曲一钱　白芥子三钱或五钱　防风五分　枳壳五分　水煎服。

### 水金两治汤

熟地一两　山茱萸五钱　麦冬一两　北五味三钱　车前子三钱　薏仁一两　玄参三钱　地骨皮五钱　牛膝二钱　水煎服。

## 喘症

喘症之有虚实也。喘症遇风而发，此实邪也。或散邪而病辄愈，其症喉作水鸡声，喘必抬肩，气闷欲死，视其势若重而其因实轻，盖外感之病而非内伤之患也。方用射干止喘汤，一剂即愈，不必再剂也。此方虽皆祛邪散风之品，而有补益之味以相制，邪去而正气无亏。倘无补味存乎其中，但有散而不补，风邪虽去，喘亦顿除，后日必有再感之患，不若乘其初起之时，预作绸缪之计也。至于虚喘若何？口中微微作喘，而不至抬肩，盖短气之症，似喘而非喘也。问其症必有气从脐间上冲，便觉喘息不宁。此乃肾虚之极，元阳止有一线之微，牵连未绝而欲绝也。法当大补肾宫之水，而兼补元阳之气，则虚火下潜，而元阳可续，方用生水归源散。此方神而更神，此等之病非此等之方不能回元气于将亡，补真水之乖绝，一剂而喘轻，再剂而喘定，三剂、四剂而安宁矣。庶几身可眠，而气无上冲之患矣。倘不用吾方，自必毙。或少减乃亦能奏效，然而旷日迟久，徒增困顿，与其后日多服药饵过于吾方之多，何若乘其初起之时，即照吾定之方而多与之痛饮，能去病之为快哉。

### 射干止喘汤

射干二钱　柴胡一钱　麦冬三钱　茯苓三钱　半夏三钱　甘草一钱　天花粉一钱　黄芩一钱　苏子三钱　百部一钱　水煎服。

### 生水归源散

熟地三两　山茱萸一两　人参三两　牛膝五钱　麦冬三钱　车前子五钱　北五味三钱　胡桃仁五个　生姜五片　水煎服。


## 双蛾

双蛾症之虚实从何辨之？大约外感者为实，内伤者为虚。而外感内伤又从何而辨之？大约外感者鼻必塞，舌必燥，身必先热而后寒，痰必黄，而白目必赤而浮，此邪气之实也。用杀蛾丹治之，用鹅翎吹入喉中，必吐痰涎碗许而愈，神方也。内伤者虽同是为蛾，喉肿而日间少轻，痰多而舌必不燥，吐痰如涌泉，而下身必畏寒，两足必如冰冷，此正气之虚也，用八味汤必然奏功。吾今更定一方，名为三经同补汤。此方之妙，妙在水中补火，水足而肺经有养，亦火温而土气有生，则肺经兼有养也。况方中原有生肺之品，而肺金有不安宁者哉？肺肾脾三经俱安，则邪何所藏，自难留恋于皮肤之内，邪退则肿自消，双蛾顿失其形，真有莫知其然而然者矣。

**杀蛾丹**

硼砂一分　丹砂三分　牛黄一分　冰片一分　儿茶一钱　射香一分　石膏一钱　各为绝细末。

**三经同补汤**

熟地一两　山茱萸五钱　麦冬一两　北五味二钱　薏仁一两　肉桂二钱　人参一钱　白芥子五钱　茯苓五钱　白术五钱　水煎服。

## 目痛

目痛有虚有实，实痛之症，必然红肿流泪，结眵，或如锥伤，或如砂入，羞明喜暗，见日光而如触，对灯影而若刺，起障生星，发寒发热，吐痰吞酸，大便实而小便黄，此皆邪火之实症也。治之法必须散邪解热祛痰为主，倘遽以补药为先，愈助其火势之焰，痰且不得消而邪且不易散。方用泻火全明汤治之，此方之妙，妙在用玄参之多，以解散浮游之火。而各药无非入肝舒木之品，去湿热而除风邪，消痰结而培土气，不治目而正所以治目也。虚痛之症，色必淡红而亦不甚痛，虽羞明而无泪，虽畏明而无星，大便如平时，小便必清长，有痰亦不黄，畏寒而无涕，此肾肝之虚症也，治之法必须补水舒肝为主，倘然以逐邪散火为先，势必轻变重而重必变盲矣。方用温补救目散治之，此方肝肾两补，而尤注意于肝，虽肝木之枯由于肾水之竭以致肝木不能养目，然而肝气虽必得肾水以相资，必竟目为肝养，补肝则目自然有光，故补肾尤须补肝之为先也。世人治虚眼之方，原无佳法，一见目痛，动以风药治之，往往坏人之目，倘闻吾之教，而辨其虚实，毋论或先或后，实者用前方，虚者用后方，则目病必能随手回春，何致有失明之叹哉。可见虚实之必宜辨明，而用药之不宜少差也。

### 泻火全明汤

柴胡二钱　草决明三钱　甘菊花二钱　玄参五钱　炒栀子二钱　甘草一钱　天花粉三钱　白芍三钱　泽泻一钱　车前子一钱　龙胆草一钱　水煎服。

### 温补救目散

熟地五钱　当归五钱　白芍一两　山茱萸五钱　甘菊花五钱　葳蕤五钱　枸杞三钱　薏仁五钱　柴胡五分　车前子二钱　白芥子二钱　水煎服。

## 吐症

吐症之虚实，尤不可不辨。不知虚实而轻用药饵，死亡立刻，可不慎欤？吐有朝吐、暮吐、饱吐、饥吐、虫吐、水吐之异。朝吐者阳气虚也，暮吐者阴气虚也；饥吐者邪火之实也，饱吐者寒邪之实也；虫吐者有虚、有实，虚则寒，而实则热也；水吐者，吐黄水为实，吐清水为虚也。朝吐之病，乃头一日之食至朝而尽情吐出也，此乃阳气之虚。阳气者乃肾中之阳气虚而非脾阳之气虚也。若徒以人参、白术以健其脾气亦终年累月而寡效，不助其肾中之火，则釜底无薪，又何以蒸夫水谷，此其症胃气不弱，故能食之以藏于胃中，而胃既藏一宿，自当转输于脾矣，而脾寒之极，下不能化，自然仍返于胃，而胃不肯受，而上反而出矣。倘认之不清，皆为胃气之弱，仍用参、芪之类，则胃益健而脾之寒虚如故，何能使之下行哉？况脾气既寒，下既不能推送，则大肠久无水谷之养，亦且缩小。即或脾有残羹剩汁流入大肠，而大肠干枯，亦难润导，势不得不仍返之于脾，而脾仍返之于胃，而胃仍返之于咽喉而上出矣。治之法急于肾宫温之，方用八味地黄丸，大剂煎服，始能水中生火，以煮土中之谷气，脾土热而传化亦易，且大肠得肾水之滋润，则水谷亦可下达矣。暮吐者，朝食而即吐也，亦有随食而随吐者，此乃阴水衰之故，胃中无液，不能润喉，所以水谷下咽，便觉棘喉。故随食而随吐，或朝食而暮吐也。倘亦以胃之虚而错用健脾开胃之剂，愈助其火势之炎蒸，而食转不能下咽矣。法当用六味地黄丸汤大剂煎服，或四物汤加人尿、人乳，亦大剂煎服，庶几可愈。否则徒自苦而已矣。饱吐者，因先有风邪入于胃中，饮食入胃，而胃气得饮食之势，难与邪气相战，故一涌而出。往往有一吐而病自愈者，所谓吐之即发之也。吐后用二陈汤加减调治之，亦未为不可。至于饥吐者，腹中无食，何以作吐？盖寒邪入腹，挟肾水上凌于心，驱其火而外出也。此乃至危之症。然而寒邪挟肾水而上冲者，饱时亦有此病，终不若饥时之吐为更重。法当以热药温之，方用理中汤温其命门之火，健其脾胃之土，使元阳无奔越，而厥逆有返还之庆也。虫吐之症虽有虚实寒热之异，而虫吐则一也。吾定一方，专治虫，而加减之可通治虫吐矣。方用定虫丹，服后万不可饮之茶水，约二时可饮矣。此方乃杀虫之圣药，而又不十分耗气，所以饮之而虫死而痛亦随之而定也。水吐之病，吐清水者，乃脾气之寒虚，不若吐黄水者胃气之实热也，故最宜辨清。喻嘉言谓吐清水者有水窠之异，不然何以吐水而绝不吐食耶？其言则是，而看症实非，胃口之中那有更生一窠囊之理。不知脾气寒虚，则水不能分消，专聚于脾，而不知一经泛滥则倾肠而出，而胃中糟粕何以绝无？此又有故存焉。盖胃气之行，原禀令于脾土，里病而表亦病，脾病而胃病也。脾之水既然上溢，胃之水亦必然上行。脾之气使糟粕不出，胃之气亦使糟粕不出也。喻生不知其妙，以物理窥脏腑，浅哉之见也。此等之病必须健脾胃而加之重堕之品，而不可单尚塞窍之药，以专恃乎阻抑之也。方用遏水丹一剂而吐止，再剂而全愈，三剂而吐不再发。盖人参补气，而白术止水，二味原有奇功，况又加茯苓等类，以分消其水势之滔天，又用鹿角霜以止流而断路，又何至上吐之奔越哉！

### 定虫丹

白芷一钱　苦楝根二钱　枳壳一钱　使君子十个槌碎　槟榔一钱　甘草一钱　白薇三钱　榧子肉三钱槌碎　茯苓三钱　乌梅三个水煎服　如热加黄连一钱，寒加干姜一钱，实加大黄二钱，虚加人参三钱。

### 遏水丹

人参一两　白术二两　茯苓一两　肉桂一钱　干姜二钱　鹿角霜一两　水煎调鹿角霜末服。

## 泻症

泻症多虚，亦未尝无实泻也。实泻之症，腹痛多不可手按，完谷不化，倾肠而出，粪门之边觉火毒烧焚，里急后重，与痢疾正复相似，但无鱼冻瘀血而已。此乃火势偕水横行，土随水转，翻江破海而来。其势难于止抑。投之茶水立时俱下，投之米食即速传出，仍如故物。似乎膀胱不化，而脾胃无权，大小肠尽行失令。苟不治之得宜，三昼夜必然归阴。此等之症，万中见一，原不必细辨，然世既有此病之一种，吾又何可置而不论？世人用脾约丸亦佳，而终非一定不可移易之方。吾今特传一方，以治此症神验之极，方名收脾汤。先服未有止势，再服之无不止者，神方也。其虚症之泻，或脾泻，或肠泻，或肾泻，三症大约可包而治之，法亦不相远。惟是肾经之泻，不特不可止水，而兼且必须补水以止泻，人实难知。非补水可以止泻，盖水必得火而后能生，补水者又不可不补火也。补火者，补命门之火也。火在水之中，徒补火则火且飞扬而不能止泻。必于水中补火，则火得水而生，而水得火而止。其中实有至理，非漫然好辨也。但脾泻、肠泻与肾泻从何以辨其虚实哉？脾泻之虚，腹喜温而不喜冷，饮食能食而不能化，面色痿黄，手足懒惰，此脾泻之虚症也。方用燥脾止流汤，方中纯是健脾去湿之品，投脾之所好，土旺而水自归元也。肠虚之泻，腹中时时雷鸣，或作水声，大便不实，小便清长者，是此等之病。亦要健脾助气为妙，而佐之实肠之品，则泻可除而肠之气又旺，可以传导水谷也。方用补肠至圣丹。此方之妙，妙在鹿角霜下行而固脱。然不佐之人参健脾之药，虽用鹿角霜仍是徒然，止脱而终不能生气于绝续之时，挽回于狂澜无砥柱之地也。肾虚之泻必于夜半子时或五更前后痛泻三四次、五六次不等，日间仍然如病人者，此是肾泻，名为大瘕泻也。倘徒以脾胃药止之，断不能愈，必须用热药以温其命门为妙，方用温肾止泻汤。此方虽补肾而仍兼补脾，补肾以生其火，补脾以生其土，火土之气生，寒水之势散，自然不止泻而泻自止也。

### 收脾汤

黄连五钱　山药一两　薏仁五钱　车前子五钱　茯苓五钱　人参五钱　肉桂五分。　水煎好，用米糕粉炒熟调服之。

### 燥脾止流汤

人参五钱　山药一两　芡实一两　泽泻二钱　吴茱萸五分　炒干姜五分　茯苓五钱　神曲五分　水煎服。

### 补肠至圣汤

人参三钱　茯苓五钱　薏仁一两　芡实五钱　肉桂一钱　山药一两　鹿角霜末五钱　水煎汤调服。

### 温肾止泻汤

白术三钱　茯苓三钱　熟地八钱　附子二钱　肉桂二钱　车前子二钱　北五味三钱　山茱萸五钱　山药一两　薏仁五钱　巴戟天五钱　水煎服。

### 头痛

头痛有虚有实，实痛易除而虚痛难愈。实痛如刀劈，箭伤而不可忍，或走来走去、穿脑连目、连鬓连齿而痛，风痰壅塞于两鼻之间，面目黎黑，胞膈饱胀，叫喊号呼皆实症也。倘以为虚而用补阳之药，转加苦楚，必以散邪去火为先，而病始可去。方名升散汤，此方全是发散之药，必须与前症相同者方可用。二剂而病去如失，否则未可轻投也。至于虚症头痛，有阳虚阴虚之分。阳虚者脾胃之气虚，阴虚者肝肾之气虚也。脾胃之气虚者，或泻后得病，或吐后成灾，因风变火，留恋脑心，以致经年累月而不效。方用补中益气汤加蔓荆子一钱、半夏三钱。一剂而痛如失。阴虚者肾肝之气不能上升于头目，而颠顶之气昏晕，而头岑岑欲卧，或痛，或不痛，两太阳恍若有祟凭之。此症若作阳虚治之，不特无效，而且更甚，往往有双目俱坏，而两耳俱聋者，可慨也。方用肝肾同资汤，一剂而晕少止，再剂而晕更轻，四剂全愈。此方妙在肝肾同治，少加入颠之药，阴水既足，肝气自平，肝气既平，火邪自降。设不如此治法，徒自于头痛救头，风邪未必散而正气消亡，必成废人，而不可救矣。

### 升散汤

蔓荆子二钱　白芷二钱　细辛一钱　藁本五分　半夏三钱　甘草一钱　水煎服。

### 肝肾同资汤

熟地一两　白芍二钱　当归一两　川芎一两　细辛五分　郁李仁五分　白芥子五钱　水煎好，半钟加入酒一碗其饮。

## 臂痛

臂痛虽小症，而虚实宜分。盖此等之症，最难辨也。实症若何？其痛长长在于一处，皮毛之外但觉苦楚，按之痛更甚，口渴便闭，此实邪也。用搜风、散火、祛痰之味，自然有效，苟若不然，更添疼痛。吾以外祛汤治之，一剂而痛轻，两剂而痛减，三剂而痛愈，使邪从外入，仍从外出也。虚症若何？其痛不定，或走来而走去，或在左而移右，捶之而痛减，摩之而痛安，或作块而现形，或生瘢而见色，口必不渴，而痰结更深，肠必干枯，而溺偏清白，此真气之虚，而痰气壅滞固结而然也。若用祛风之剂，而身原无风，或用祛火之药，而体非实火，即用消痰之剂，而正气既虚，痰亦难去，必须用健脾补肾之药而后佐之去风、去火、去痰之品，自然手到病除也。方用卫臂散。此方全不去治臂痛，而单去滋肝、益肾，水木有养，自不去克脾，脾气健旺自能运动四支，何致有两臂之痛哉。

### 外祛汤

白术五钱　防风三钱　炒栀子三钱　荆芥三钱　半夏三钱　乌药三钱　甘草一钱　白芍三钱　水煎服。

### 卫臂散

黄芪一两　当归五钱　防风一钱　白芥子三钱　白芍五钱　茯苓五钱　熟地五钱　枸杞子三钱　薏仁三钱　水煎服。

## 足痛

两足之痛亦有虚实，其症与两臂相同，而少有异者。盖足居下流，多感水湿之气，实症之生必为水肿，按之皮肉如泥者是也。虚症之生，虽感水气，而不致肿胀之如泥，骨中作酸，时痛时止，久之膝大而腿胀者是也。实症宜泻其水，用牵牛、甘遂各二钱，煎汤服之，即时获效，正不必俟其大肿而后治之也。虚症不可泻水，宜补其气而兼利湿，温其火而带治其风之为得也。方用顾足散。此方之妙，妙在用气分之药以壮其气，气壮而后利水，则水自出而邪自难留也。

### 顾足散

黄芪一两　薏仁一两　芡实五钱　白术一两　车前子五钱　肉桂五分　防风五分　茯苓五钱　白芥子五钱　水煎服。

## 齿痛

齿痛，人之最小之疾也，然不得其阴阳之道，最不能愈，而最苦也。齿之部位不同，有脏腑之各属。然而各分脏腑之名目，反致炫惑，不若单言阴阳易于认识。虽然阴阳终于何而辨之？仍亦辨之脏腑而已矣。大约阳症之痛多属于阳明胃经之火，此火多是实火，发作之时，牙床必肿，口角流涎，喉咙作痛，欲食甚难，不食作痛，汗出而口渴、舌燥，大便闭，倘以补阳补气之药，祛风杀虫之方治之，多有不效。即或少有效验，亦随止而随痛，牵连作楚者比比也。法当用竹叶石膏汤，一剂而痛轻，二剂而全愈，不必三剂也。至于虚症之痛，多是肾经之病，肾水熬干，肾火上越，齿乃骨之余，骨髓无肾水以相资，使致齿中作痛。倘亦以祛风散火杀虫之品急救之，不特无济于事，而痛且更甚从前，或一齿之痛后，必上下之齿全痛矣。法当用六味地黄汤加麦冬、五味、骨碎补治之。一剂而痛失，真奇异之法也。二方治虚实之齿痛，实为至妙，惟是虫牙作祟，不可拘于虚实之分，以五灵脂为细末，先以净水漱口后，以醋调灵脂含漱多时，立时虫死而痛除，又不可不知也。

## 心痛

心痛之宜辨虚实也。古人云痛无补法，是痛不可以虚实言也。然虚可补，而实可泻，心痛言虚实，即宜言补泻矣。人恐不相信，不知心痛有可补之道，人未之知也。如心痛之时，昼夜呼号，饮食难进，此实火也，断断不可用补，一补而痛必更甚，必有死亡之祸，然而能于补中泻火，亦未尝不可却病。盖补正气少，而去火之药多，又何患乎补也？方用先攻散治之，一剂即止痛，神方也。论此方有白芍之酸收，似乎不宜治火痛之心病。谁知栀子、枳壳、贯仲各皆祛火散邪之药，而无芍药以调和之，则过于杀伐，未必不使穷寇之死斗，妙在用芍药以解纷，则剿抚兼施，实有人谋不测之机也。至于可补之心痛，亦因其虚而可补，故补之也。其痛必时重而时轻，喜手按而不喜不按，与之饮食而可吞，此痛名为去来痛也。去来痛原是虚症，岂可执痛无补法而不用纯补之药哉？吾今立一方，名为消痛补虚饮，一剂而痛如失，二剂全愈不再发，亦神方也。盖去来之痛，全在心气之虚，少有微寒留于膻中之下，寒远则不痛，寒近则少痛也。此等之痛，往往有经岁经年而不愈者，亦因人不敢用补，邪无所畏，留住于皇畿内地，时时偷窃作祟耳。今吾用大剂补药，以补其膻中，譬如相臣得令，英察精明，必然擒贼，小偷细盗焉敢潜住皇居左右哉？此方之所以神耳。

**先攻散**

芍药五钱　栀子五钱　枳壳五钱　管仲五钱　水煎服。

**消痛补虚饮**

人参五钱　白术五钱　茯神五钱　枳壳一钱　广木香一钱　白芍一两　当归五钱　甘草一钱　附子一片，重二分　白芥子三钱　水煎服。

## 胁痛

胁痛之虚实以何以辨之？胁痛属之肝，肝经本是至阴之位，宜乎痛皆阴症也？不知肝虽属阴，而气则属阳，或一时感冒风邪，两胁作痛，痰壅上焦，中脘不痛，结成老痰，欲吐不能，欲下不得，亦最苦之症也。法当用舒肝散风之药，逍遥散最妙之方也。至于肝气之虚，一旦触动怒气，伤其肝血，亦两胁作痛，其症亦与前症相似，但无欲吐不能，欲咽不下之状，论理亦可用逍遥散以舒解之，然而本方药味虽佳而分两欠重，吾今更立一方，名为平肝舒怒饮，治因怒胁痛甚效，或因郁而作痛者，亦无不神，一剂而痛如失。此方之妙，妙在芍药用至一两之多，则肝木得酸而自平，况又佐之当归之补血以生肝，又佐之各品相辅之宜，则肝气之郁解，而两胁又何能作痛哉？倘不知用此，一旦用小柴胡等汤，虽亦能去痰，而旷日迟久，不能如此方之神速耳。

**平肝舒怒饮**

柴胡二钱　白芍一两　炒栀子三钱　当归一两　白芥子三钱　车前子三钱　白术三钱　枳壳一钱　丹皮三钱　神曲一钱　麦芽二钱　山楂十粒　水煎服。

## 腹痛

腹痛之虚实又何以辨之？腹居至阴之下，以痛之皆阴症也。既是阴症，宜虚而非实矣。谁知痛之不同，有虚有实之异乎？实痛何以辨之？按之必手不可近，此乃燥屎结成于大肠之内，火迫于脏腑之间，伤寒日久最多此病，此乃实邪，而非虚病之可比，方当下之为妙，仲景张公有大柴胡，承气亦可选用，然而非专治腹痛也。吾今另立一方，专治腹痛之症，实有神效，名为涤邪救痛汤。此方虽有大黄之下邪，而即有当归、生地之生血以活血，总然有枳实之推荡而无妨，亦攻补并施之妙法也。倘腹痛而身有寒邪未散，本方中加柴胡一钱足矣，余可不必增入。一剂而邪散秽出，身即凉，而痛如失。至于腹痛虚症，大约畏寒，畏食，喜热手之相熨，喜健人之按摩，盖虚寒之气留于下焦之故也，其大便必溏，而小便必然清冷，一问可知，无多深辨。方用祛寒止痛汤，此方妙在用白术为君以利其腰脐之气，气湿而寒温之气不能留于腹中，自然邪从小便而出，而疼痛之苦顿除也。倘以轻清之味和解之，未必奏功如神至此。

**涤邪救痛汤**

大黄五钱　红花一钱　生地五钱　当归五钱　枳实一钱　厚朴一钱　天花粉一钱　甘草一钱　水煎服。

### 祛寒止痛汤

白术—两　肉桂二钱　甘草—钱　吴茱萸五分　砂仁三粒　藿香—钱　人参二钱　半夏—钱　水煎服。

## 吐血

吐血，最难治之症，虚实更不可不知。吐血实症，百中二、三，非感暑而得，即大怒而成也，其余郁症不可言实病矣。暑症之成，自家必然知道，必有热气从口中而入，一时不能外却，而吞入胸中，便觉气逆痰滞，少顷倾盆吐血，虽血既倾盆而出，亦成虚症，然终不可因其已失之血而谓是虚症以治之也。法当解其暑热，而佐之引血归经之品，火散而血归经络，虽身子微弱，而血终不再吐也。方用解暑至神汤，一剂而血症顿愈，不必再剂也。大怒吐血，以致肝气大伤，不能藏血，亦倾盆而出，但其色多紫，不若伤暑之纯红也。若见其吐血之多，便为虚症，而用黄芪补血之汤，未为不可，然终非治肝平怒之法。肝气不平，吐血又何日止也？方用平肝止血汤一剂，而病如失，再剂不再吐血矣，此方妙在白芍用至三两，始能平其大怒之气，肝中之血尽情吐出，非芍药之多，何能润？又虑芍药尚不足以平肝，又益之以丹皮之凉血，而佐之以柴胡之舒肝，又恐漏卮之路熟，加三七以杜其隙，相制得宜，所以奏功如神也。此方服后，必须六味地黄汤加麦冬、生地、当归、白芍各三两为丸，每日吞服一两，一月如平时也。此又善后之计，又不可不知。至于虚症吐血，或因房劳，或因行役，或因气郁，皆能失血。我有一方，可以通治，名为救生丹，一连数服未有血症之不愈者。愈后将此方少减一半，终日煎汤作饮，能服至三月者，断无再行吐血之理。何至有少年夭亡者哉？

### 解暑至神汤

青蒿—两　生地—两　人参五钱　荆芥末炒黑，三钱　麦冬五钱

玄参一两　白芥子三钱　水煎服。

**平肝止血汤**

白芍三两　丹皮一两　炒栀子三钱　白芥子三钱　柴胡五分
三七根末三钱　水煎调三七根末服。

**救生丹**

熟地一两　生地一两　麦冬一两　人参三钱　荆芥三钱　三七
根末炒黑，三钱　水煎调服。

# 发狂

发狂之有虚实也，发狂多是热邪之作祟。然亦间有虚火之发
狂，又不可不知也，发狂之实症，与治实狂之方法，前文已载，
兹不再论。但论阴虚而发狂者，此症妇人居多，郁气不伸，思慕
不遂，一时忧愤，遂成此症。或披发行歌，或出门呼唤，见男子
则思其心上之人，见女子则嗔其目中之刺，或吞炭而食泥，或毁
容而割体，人生抱病至此，亦可怜也。此皆肝气实郁，肝血干
燥，两关之脉必然沿出寸口，所谓欲得男子而不可得者也。此等
之病，必须大补肾中之水，足以生肝，而少加之以安心祛痰之
药，又益之以解郁降火之味，自然羞愧顿生，前狂自定，方名解
羞汤。一剂即见神功，二剂全愈，不必三剂也。吾传方至此，亦
怜妇人之郁，而成此病也。倘见左关之脉沿出寸口，人未发狂之
前，即以吾方，减十之六七，早为治之，又何至有花颠之患哉？
远公可记之，汝将来有治此等之病者，故吾先传此方也。

**解羞汤**

熟地二两　白芍三两　柴胡三钱　炒栀子三钱　生枣仁五钱
菖蒲一钱　白芥子三钱　茯神一两　麦冬一两　北五味二钱　山茱
萸五钱　丹皮五钱　当归五钱　香附二钱　郁金一钱　水煎服。

## 耳聋

耳聋之宜知虚实也。耳虽属于肾，耳聋自然是肾水之虚，以致肾火之旺，故气塞而不通，老人多有此症。补其水而少加开窍之药，渐渐耳聪，亦不能一进奏效。其症饮食如常，手按之更觉无蝉鸣之响者是也。至于实症，或作蝉鸣，或如涛响，或发寒作热，饮食少思，吐痰成块，面目青黄，赤白之不同，时而汗出，时而汗止，汗出觉轻，汗止则重，遇食转加，遇热更甚，此乃实聋之症也。肾虽开窍于耳，而胃为肾之关，胃热而反感风邪，则火热于中而邪壅于外，肾气且随胃气而助焰，其窍反致遏塞，故耳亦聋也。重者常若有千军万马汹腾之状，手按之，其声十倍者是也。若用补肾补脾之药，益添其壮盛之气，而聋且倍常。治之法，宜用发散降火之剂。我今留一方，一治虚聋，一治实聋也。虚聋方名为清音汤，此方不特补肾，而兼去补肺、补心、补肝者谓何？盖肾水不能自生，必得肺金之气下降，而后能生也。心肾相通，而耳之窍始不闭，欲心之通窍，舍肝气之相生，又何以能通之耶？故必补肝以生心火也。况肝有补而后能泻，不致耗窍肾气，则肾水更有生气矣。此耳聋之所能自愈也。但此方必须多服为妙，盖阴不能骤生，而补阴不易遽补也。实聋方名为止沸汤，此方降胃中之火，舒肝木之气，消上壅之痰，不治耳聋而耳聋自聪也。

### 清音汤

熟地一两　菖蒲一钱　茯神五钱　丹皮三钱　玄参五钱　薏仁五钱　山茱萸五钱　麦冬五钱　北五味一钱　柴胡五分　当归五钱　白芍五钱　白芥子三钱　水煎服。

### 止沸汤

柴胡一钱五分　白芍五钱　石膏三钱　知母一钱　甘草一钱　青蒿五钱　半夏一钱　陈皮一钱　茯神三钱　神曲五分　蔓荆子一钱　水煎服。

### 疮痈

疮痈皆热毒也，分其阴阳是矣。又何必别其虚实乎？不知阴阳之中，各有虚有实，倘分别不清，用补用泻，亦自徒然，必辨其阴中之虚与阴中之实，阳中之虚与阳中之实为妙。阴中之虚若何？疮口平而不高，而血色复加黯黑者是也。阴中之实若何？疮口先平而后实，血色红润者是也。虽阴症俱是虚，然而用补可分轻重。吾今立一方，皆可治之，见血色黯黑者，此虚之极，而寒之至也。方中加附子一钱，肉桂三钱，一连数剂，必然黑色改为红色矣。去附子再服，自然疮口生肉而愈也。若先见疮色红者，不必加附桂。一连照前方服之，必全痊矣。倘不知阴症之虚实，而乱用附桂，适虽以取败也。阳中之虚者若何？疮口虽高忽然色变而不红，此阳症欲变阴症之兆。急宜用金银花三两，归身一两，附子一片、重二分，生甘草三钱，煎汤饮之，则色即变红矣。此方名转阳化毒丹。此症因病人原不十分健旺，或又加色欲、恼怒，一时变症，刻不可迟。一见色变，即用此方，可转危为安也。阳中之实，若何？疮口既高突而巍然，而色又鲜红，而有光者是也。方用泻阳祛毒丹。此方治阳症之毒最佳，一剂即出毒，二剂即毒净，三剂即全痊也。若初起之时而高突者，一剂立削，神方也。又不可不知之也。

**转阳高突汤**

人参五钱　黄芪一两　远志三钱　白术一两　金银花一两　生甘草三钱　水煎服。

**泻阳祛毒丹**

金银花一两　蒲公英五钱　大力子三钱　天花粉三钱　生甘草三钱　白矾三钱　防风一钱　水煎服。

## 大小便闭

大便之闭结，实有虚实之分。实者乃风火结于脏腑之间，故成闭结之症。手按之而痛者是也。虚者虽亦闭结，觉肛门艰涩，有不能畅遂之状，然手按腹中平平无痛，饮食如常，亦不十分紧急。以此辨虚实，断断不爽，其方上文已讲，兹不再赘。至于小便之闭塞，虚实从何而分？虚者乃膀胱寒甚，内无火气之化源，故尔寒如冰冻而不能出。其症亦觉腹痛而难忍，然以热手按之，反觉快然，服热汤、姜水则快，饮寒汤冷汁而痛加者是也。古人用五苓散多加肉桂亦能奏功，但此方止可救急于一时，而不能久远之宽快。吾今定一方，实可长服有功，实非旦夕之取效也。方名温水散。此方利水而不耗气，去湿而温其源，久暂皆可奏功，胜于五苓散多多矣。治小便闭结之实症奈何？盖膀胱有火邪壅于小肠之口而不得下达，且肺金又热，不传清肃之气而反传温热之气，故点滴不能出，以致腹痛而不可按，急迫之状往往至于双目之红肿，而心烦意躁，刻不可眠。倘治之不得法，有数日不便而死者矣。我今定一方，以救此危症，方名疏浚丹。此方之奇，奇在用寄生与王不留行二味走而不守，又能泻膀胱之火，然过于下行，加入升麻以提其气，譬如水注之法，上升而下即降也。况方中又有白术、薏仁以健脾土，而仍是利湿之圣药，自然手到病除，下喉而水如奔决也。设徒以五苓散以利水，而不知升提之法，亦徒然利之也。

### 温水散

人参三钱　白术五钱　肉桂二钱　茯苓五钱　升麻五分　车前子三钱　薏仁一两　莲子三钱，连心用　水煎服。

### 疏浚丹

车前子五钱　刘寄奴三钱　肉桂一分　王不留行三钱　升麻一钱　薏仁一两　猪苓三钱　白术五钱　水煎服。

## 大渴

大渴之症自是热症，如何有虚实之分？不知肾水大耗，肾火沸腾，变为消渴之病，非虚而何？往往有饮水一斗，而反溺二斗者，此水不知从何而来，往往使人不可测度，虽消症有上中下之分，而渴症则一也。一者何？肾水之虚以致肾火之旺也。故治消渴之症，无论上中下，俱以补肾为先。仲景张公定八味地黄汤，原治汉武帝消渴之症，其方实是神奇，能遵守此方，大剂煎服，又何患虚渴之难治哉？但医道苦方之不多，治法之最少，我今再传一方，可与仲景张公并传千古，治渴症实是奇绝，方名止渴仙丹，早午晚各饮一碗，一日而渴减半，二日而又减半，三日而渴止，四日而全愈。愿人勿惊疑此方，当遵守而敬服，自能转逆为安也。其大渴实症，舍竹叶石膏汤，原无第二之方。然而石膏过于酷烈，吾今更定一方，名为解渴神丹，用石膏一剂之外，即用此汤，连服二剂，以伐石膏之峻烈，未为不可也。大约实症之渴，舌如芒刺，目红而突，发狂发斑者是，又不可不知。

**止渴仙丹**

熟地三两　麦冬三两　玄参三两　天冬三两　肉桂三钱　山茱萸三两　北五味一两　车前子一两　牛膝一两　芡实一两　水十碗，煎三碗，早午晚服，每服一碗。

**解渴神丹**

玄参四两　生地二两　茯苓一两　甘菊花一两　水煎服。

## 大汗

大汗亡阳，明是虚症，如何分虚实耶？不知发狂发斑之症，非实而何？其症大渴引饮，饮水至半桶或一桶者，其汗必如雨之来，不可止遏，盖热乘水势而外泄也。无水济之往往无汗，盖干燥之极，汗从何来？必得水济之而汗乃出，此汗乃实而非虚也。法当用竹叶石膏汤大剂煎饮，始能止汗而解其热。然而汗多必致亡阳，石膏汤中亦宜多用人参，以防亡阳之祸。是实症亦宜用补也，况虚症之汗乎？虚症之汗，或如潮热而汗发星星，或如珠之出，而阁住不流，或夜间有汗而昼无汗，或下身有汗而上身干燥，见风则畏，见寒则止，大非阳症之见风寒而无畏也。若误认作白虎阳症而亦用竹叶石膏，则死亡顷刻，可不慎欤？然则当用何药以治之乎？莫妙用补血汤也。此方治之，则汗止而身快。吾加黑姜、五味，实有妙用。归、芪乃生血补气之品，气中则皮毛有卫，而汗自然不致外泄。当归生血则虚热自退，而汗又何致外越耶？黑姜守而不走，五味酸而能敛，自然气血相安，何从发汗？所以相济而成功也。

**补血汤**

当归一两　黄芪二两　干姜炒黑，二钱　北五味一钱　水煎服。

# 卷之三利

## 上症下症辨

### 怔忡

怔忡之症本是心气之虚，如何分为上下？其故实有至理，而世人未知也。肺脉居于心之上，肺气有养，则清肃之令下行，足以制肝木之旺，肝木不敢下克脾土，脾土得令，自能运化以分津液而上输于心，而后心君安静无为，何致有怔忡不定之病耶？此所谓上症之源流也。因肺金失令，则肝木寡畏，以克脾土，脾土为肝所制，事肝木之不暇，又安能上奉于心乎？心无脾土之输，而肝木又旺，自己尊大，不顾心君之子，此心所以摇摇靡定，而怔忡之症起矣。但怔忡上病何以知之？其症必兼咳嗽，而饮食能食而不能消者是也，方用安止汤。此方合肺脾心肝四脏之药以治之也。一剂而少定，再剂而更安，十剂而怔忡之病可以全愈矣。其下病奈何？其症吐痰如清水，饮食知味而苦不能多，闻人言则惊，见天光可畏，时时懊恼，刻刻烦闷，此病乃肾水耗竭，不能上输于肝木，而肝木自顾不遑，又安能上养于心乎？心血既耗，又安能下通于肾，心肾交困，怔忡时生不止，痰气之作祟也。治用消烦汤。此方乃补心肝肾之圣药，三经大补，则气血精皆足，虽有痰气不清，又有白芥子以消其痰于胆膈中，岂尚有怔忡之不定乎？自然烦去而心安，闷除而魂静也。

### 安上汤

人参三钱　茯神五钱　麦冬五钱　北五味一钱　丹砂一钱　菖蒲二钱　白术五钱　枳壳三分　神曲五分　白芍五钱　水煎服。

### 消烦汤

熟地一两　山茱萸五钱　白芍五钱　当归五钱　黄芪五钱　人参五钱　牛膝五钱　巴戟天五钱　菟丝子五钱　枸杞子五钱　炒枣仁五钱　白芥子五钱　山药五钱　水煎服。

## 痿症

痿症之不起床也，人以为两足之无力，非下病而何？殊不知痿症不同，有上下之分焉。上痿者非手痿之论，乃肺气与阳明之病也。虽痿症皆属之阳明，治痿不治阳明终难起废，然而阳明有兼肺经而痿者，实是上病，而非下痿之可比。其症必咳嗽，吐脓，吐痰，而双足无力则与下痿之症颇同，而治法不可与下痿之病同治也。吾今立一方，治上痿者神妙，名为起痿上清丹。此方仍是治阳明之药，而妙在用金银花以治肺中之痿，清其肺气，自然下生肾水，肾水生而骨中之髓自生，又何必更补肾哉？况方中俱是轻清散火之味，轻清则上升以散其肺中胃中之火，则阳明火焰自然不上冲于肺，而肺气安宁，又可不辨而自知也。至于下痿之症，虽治法不能离于阳明，然必竟以补肾为主。盖两足之无力，本是骨中无髓，而髓乃肾中之精也。不补其精，则髓从何出？况阳明胃经乃肾之关门，补肾正所以补胃耳。其症能食而饥，面红如火，昼轻夜重，吐痰如水者是也。方用坚骨起痿丹。此方妙在补肾而兼补胃也，可统治下痿之症，无不神效。但痿病非一二剂可以奏功，顾人遵守吾方，朝夕吞咽，断无久卧床席之人也。

### 起痿上清丹

麦冬五钱　金银花二两　玄参一两　北五味一钱　薏仁一两生地五钱　天门冬五钱　天花粉三钱　甘菊花三钱　黄芪三钱　陈

皮一钱　人参五钱　水煎服。

**坚骨起痿丹**

熟地三两　山茱萸二两　牛膝五钱　金钗石斛五钱　薏仁一两山药一两　白术五钱　玄参五钱　麦冬五钱　丹皮五钱　地骨皮五钱　白芥子三钱　水煎服。

## 气病

气病何以分上下也？如有人气逆冲而上，两胁饱满，又不作喘，又不咳嗽，痰如核结，欲吐不可，欲下甚难，谓非气之上症而何？治之法又不可徒治其上也。此等之症，非忧郁而得之，即恼怒而成之也。方用逍遥散最佳，不必更立奇方耳。如有人气崩迫于下，两腹作胀，欲泻不能，不泻更急，大便燥结，小便短少，脐下作痛而不可忍，或环脐而痛，或两足俱肿，谓非气之下而何？而治之法又不可徒治其下也。此等之症，虽亦因忧郁恼怒而来，然何以气不上而反下。盖上焦无火，其气无隙可乘，见下有可下之机，故随之而下奔，调其中而解其郁，亦非难治。故其势较上冲者反重，而治之实易也。亦用逍遥散和解之，亦随手而愈。然则予又何必取而细辨之乎？不知方可兼用，而症不可混观，辨明上下之症，而于逍遥方中上病加苏子降气之味，下病增栀子泻火之品，又何至临症之旷顾哉。

## 痰症

痰症之分上下者其故何哉？痰在胃中者上也，痰在脾中者下也，痰在肾中者下之下也。世人谓肺中有痰者误，盖肺乃娇脏，一物不容，如何有痰？肺痰者因肺有病而谓之也，其实皆胃中之痰耳。若心亦有痰，肝亦有痰，二皆因其病而命名，而终不可谓心肝有痰，不统之于胃中也，故言胃，而凡有在上之痰，举皆包之矣。治上之痰奈何？健其胃而清其痰，补其气而利其湿，治上焦之痰其庶几乎？然而上痰终何以辨之？必感风寒而得之，或黄或白，或成块而胶结不开，或呕吐而终朝不已，或胸闷而作胀，或鼻塞而气粗，或咳嗽而随吐，或咯唾而难出，或如败絮，或如黄脓，此皆上痰也。我有一方，可以通治之，神效。方名攻痰散，此方健胃补气，又兼利湿消痰而去风也。痰在下者，虽有脾肾之别，而症实相同，脾气之虚而后肾水之泛，肾气之乏而后脾土之亏，原相因而至也。其症则有纯吐清水者，盖命门无火，则水寒，命门无火则土亦寒，水土既寒，又何有堤防之障哉？势必狂澜汹涌上腾泛滥而不可止遏。方用返流汤，一剂而痰静，再剂而痰消，四剂而痰无矣。此方妙在以白术为君健脾，而佐之以补肾消痰之药，引水归源，而先坚其土，气侠水不能荡其土，则土自然能制夫水也。

### 攻痰散

白术三钱　茯苓五钱　柴胡一钱　白芍五钱　半夏三钱　神曲一钱　黄芩一钱　甘草一钱　天花粉二钱　水煎服。

### 返流汤

白术一钱　山药五钱　薏仁五钱　芡实五钱　山茱萸五钱　北五味二钱　肉桂二钱　人参三钱　白芥子五钱　水煎服。

### 痨病

痨病之宜分上下也。五脏过劳，皆能成痨，何以止分上下？不知五脏成痨，非由上以损下，即由下以损上也，故言上下。而五脏之痨症已不外于此也，又何必逐脏以细别之乎？由上而损下者何如？大约先损其心，而后伤于肺，肺传之肝，肝传之脾，脾传之肾而后死也。其症之外见者若何？心惊不寐，咳嗽吐痰，饮食少思，两胁微闷，梦遗不休，身发潮热，足膝无力。此等之症，初起之时，补其阳虚，而少佐之滋阴之品，自易奏效。无如世人不知治法，妄用消痰降气，克削之剂，不至于成痨不已。其已成痨，又不用杀虫之药于大补气血之中，无怪乎奄奄垂绝也。吾今悯惜世人，特传奇丹，于初病之时，于已病之时，急用吾方，皆可回春，方名补上救痨丹。此方之妙，平平无奇，而实有奇效，于补之中而寓以剿杀之计，所以奏功如响也。由下而上损者如何？因房劳而起也，先损其肾，肾传之心，心乃传之肺，肺传之肝，肝传之脾，脾仍传之肾。其症身先发热，骨蒸多汗，以致梦寐恍惚，吐痰不已，似饥非饥，似痛非痛，胁胀心跳，腹泻肠鸣，不可劳役，力难胜任，久则奄奄卧床，难于起立者是也。若误认作阳虚，误用参芪，必致阳愈旺，而阴愈消，咳嗽吐血，唾血，衄血而不能止，梦遗精滑强阳不倒，骨髓作酸，头晕眼花，恶症种种，不可枚举。谁知皆是不慎女色而然也。必须大用补阴而加之化虫之味，始能夺命返魂，重登寿域。否则行尸坐鬼，不过旦夕为世上之人。而吾今传一奇方，专治下痨，实见奇功，方名重春夺命丹。此方妙在地骨皮同鳖甲、地栗同用。盖痨病未有不骨髓内热者，地骨入于骨中，以清其虚热；鳖甲无孔不钻，与地栗粉相济，有虫则杀，有隙则填，阴虚则补，阳旺则衰。三者并用，实有至理，况各品又纯是补阴制阳之味，阴足而阳有不平者乎？此方之所以神而肆也。

### 补上救痨丹

麦冬三两　生枣仁三两　炒枣仁三两　山药六两　芡实六两　地骨皮六两　丹皮六两　当归六两　白芍一斤　人参三两　北五味二两　橘红八钱　白微三两　神曲三两　茯神三两　万年青三片　薏仁五两　天门冬六两　各为细末蜜为丸，每日空腹服五钱，早晚各一服。

### 重春夺命丹

熟地一两　山茱萸五钱　麦冬五钱　北五味一钱　薏仁五钱　芡实五钱　山药五钱　地骨皮一两　丹皮五钱　地栗粉五钱　鳖甲末三钱　生何首乌三钱　菟丝子三钱　砂仁一粒　人参三分　水煎服。

## 心惊

心惊本是上症，而余分上下者有故。心与肾相通，心气不下交于肾则能成惊而不寐，肾气不能上交于心，亦能不寐而成惊也。故症须分别而治，法亦宜各异也。但二症何以别其在上在下乎？大约心不交肾者，终日不寐，而肾不交心者，终夜难眠耳，以此分别，最得病情。若人有心惊不寐于日者，用止惊补心汤。一剂即寐，二剂而心惊少安矣，四剂全愈。此方补心而不补肾，惟引其心肾之合，而不必治肾经之虚也。盖肾气原未常大虚，补其心而肾不必上之于心，则肾气有养，又何至心肾之不交哉。心惊而夜不寐，此肾水之竭，急用定惊补肾汤。此方妙在大补肾水，而不去补心，肾足原能上通于心也。方中用肉桂、黄连，相济成功，盖二物同用，原能交心肾于顷刻，况又有肾经之味，大壮其真水之气，则水火既济，亦何至惊悸而不寐哉？

### 止惊补心汤

人参五钱　白术五钱　茯苓五钱　炒枣仁五钱　丹砂二钱　竹茹一钱　远志一钱　甘草一钱　麦冬五钱　黄连三分　肉桂三分半夏八分　北五味一钱　水煎服。

### 定惊补肾汤

熟地一两　山茱萸五钱　山药五钱　北五味二钱　牛膝三钱葳蕤五钱　当归五钱　丹皮三钱　沙参一两　薏仁五钱　芡实五钱白芥子三钱　肉桂一钱　黄连二分　巴戟天五钱　白术三钱　水煎服。

## 中满

中满之宜辨上下也。既曰中满矣，似于病不在上病在下矣。不知中满，中宫似满也。非肺气之虚以成满，即肾气之虚以成满也。肺气苟旺，则清肃之道下行，胃脾且奉令之惟谨，又何至有饮食之阻滞，以成中满哉？惟其肺气之衰，清肃之令不行于中州，于是肝木寡畏，来克脾胃之土，中州受祸，贼人截路，粮道不通，而中满之病生矣。其症胸觉微饱，吞酸吐酸，能食而不饥，既食而作胀，此皆上病而非下病也。法当用健土制肝之味，尤宜用补肺扶金之药，始为得之。方用助金制满汤，此方补气以助肺金。薏仁、山药之类，以培土气；枳壳、萝卜子之类，消食以去胀满。此方之相制而相成也。初服之时少觉微闷，久服自通。倘不知此等妙法，而妄用削刻、消导之品，初觉快而后觉甚矣。此塞因塞用，实有妙机也。至于肾虚成满者，半由于脾之寒，而脾之寒又因于命门之火少也。釜底无薪何能煮焚，肾气既虚下不能消，必反而上，此所以成中满之症也。其症必腹寒而时痛，小便清长，大便闭塞。盖大肠无水以润之，日日煎熬，肠亦细，小肠既细小，水谷难化，而糟粕之类不能直达于肛门，势必停积于下，下流既闭塞，势必上反而中满。此等之病即翻胃之渐也。世人以翻胃为脾肾之症误矣，当急补其肾水，而更益之以命门之火，盖此水乃真水也，真水非真火不能生，水中补火，正火中补水也。水生而大肠有水以相济，则舟舶可以相通，粮路可以输挽。下既无阻抑之途，则自无饱满之苦，倘不知此等妙论，而徒用大黄、牵牛之类以峻攻之，徒取一时之宽快，反成日久之闭结。转利转虚，遂成不可救药之病矣。方用宽中散，此方纯补肾经，而少佐之以补肝，使肝木平和，不来克土，则肾水更能润泽于大肠，大肠既润，又何隔塞之不通哉？此又不治中满而正所以治中满也，人又不可不知之耳。

### 助金制满汤

人参一钱　白术一钱　茯苓三钱　神曲一钱　甘草一分　萝卜子一钱　大腹皮五分　枳壳五分　山药五钱　薏仁五钱　山楂五粒　麦芽一钱　谷芽一钱　水煎服。

### 宽中散

熟地二两　白芍五钱　当归五钱　麦冬五钱　牛膝三钱　玄参

三钱　葳蕤五钱　车前子一钱　鳖甲五钱　龟胶三钱　山茱萸三钱　山药五钱　丹皮三钱　沙参三钱　水煎服。

## 关格

关格之症原有上下之分，一上格之而不得入，一下关之而不得出也。上下既有相殊，治法亦宜各异。大约上格之而不得入者，当治肝；下关之而不得出者，当治脾。然而开郁行气则上下皆同也，上格之症水食俱不可下，一得水食则吐出，两胁饱胀，气逆拂抑，而觉气不能通，初起之时以逍遥散和解之。何致成不可救药之症？惟其不与此汤也，则肝木终无解时，又加另服他药，则愈加胀闷，吾今定一方，缓缓呷之，自然重门渐开，转输有路矣。下关之症，大小便俱不能出，上食水谷觉胀闷欲死，气急而息粗。初起之时，亦以逍遥散和之，亦随手奏功，而无如人之不识也，则脾气转燥而肝木来凌，大小肠火势阻遏，而不能下达，其势甚急。然而较上格之症，实少轻也。盖邪在上难于发泄，邪在下易于推荡也。用四物汤，加大黄、柴胡于补中兼下而散之，则火郁可开，关门可启矣。谁谓关格之症可不分上下以治之乎？

### 增补逍遥汤

白芍三钱　白术一钱　枳壳一钱　当归三钱　柴胡一钱　香附一钱　甘草五分　川芎一钱　炒栀子一钱　茯苓三钱　陈皮五分　天花粉一钱　竹沥五匙　水煎服。

# 卷之四 贞

## 真症假症辨

### 痈疽

痈疽之宜辨真假也。少若辨之不清，杀人多矣。痈疽之毒结于脏腑之中，发于皮肤之外，往往现假象以欺人。本是热而假作寒，本是阴而假作阳。其间辨明之法，尤宜亟讲。如痈疽之初生也，身必重而口必渴，此现真象以示人也。及见疮口也，或现高突而作疼，止有一点黄头露形者，此真象也；或疮口作痒，现无数小头，无高突之形，止现圆圆一线之红影者，此假象也。及其头破出脓也，脓出红黄而作痛者，此真象也；脓出而不多，或现紫黑疮口，作黯澹之状，不疼不痒者，此假象也。及其将收口也，云蒸雾起，肉拥皮绉。虽有脓，而黄红中有脓，而旁无脓者，真象也。坎陷色滞，脓少而血多，两旁之皮全无润泽之气，或外边皮生满而中央仍复作疼，或中不满而作痒，旁反痛者，皆假象也。大约真者皆虚寒也，宜用补剂以温之，而少加解毒之药。余今二方，一治真症，一治假症，无不神效。治真者名为散真汤，此方散毒而又能祛火，未破者能消，已破者能收，自生毒之初至出脓之后皆可服之收功，不论前后，而均宜也。治假者名为救假汤，此方大补气血，而又能散毒，凡遇阴症不论初起、已破、已溃、已坏，以此方投之，即能起死为生，转祸为福，又何至有夭人性命之忧哉？倘遇人贫家窘，无参亦可服，但加黄芪、当归可也。

### 散真汤

金银花一两　蒲公英五钱　生甘草五钱　荆芥二钱　当归一两
水煎服。

### 救假汤

金银花三两　人参三两　生黄芪五两　肉桂二钱　当归三两
水煎服。

## 火症

火症之真假宜辨也。火症本为大热之病，热极则火势炎天，自宜显现火热之症，如何有真假之分？不知火原有二：有真火，有假火。真火者实邪也，假火者相火也。然而真火每见假寒以欺人，假火每见真热以欺世。少若用药之误，顷刻杀人矣。真火之见假寒奈何？身热而手足反凉，脉反沉细，而口渴，心作懊恼，而身反战栗，此阳症似阴，热极假作冰凉也。法当用大寒之药以凉解之，方用攻真散。一剂而手足之凉反作如火之热，慎勿疑寒药之多用也。盖病是热极之症，见假寒以骗人，吾以真寒之药攻其至坚，假象破而真状乃显，故手足凉者而转为火热也。再以此汤少减一半与之，则胸腹一身之热尽去。倘疑前方过峻，改用他方，又且热变为寒，以成危亡之症矣。又何可不知，复为所误乎？行医者当于此等之病着眼留心，则生死之权不在阎罗，而在医者之手操之矣。假火而见真热之象奈何？此乃肾水涸竭，肾火无制，上腾而作热也。肾火者，少阴之虚火也。肾火得肾水以相资则为真火，肾火离肾水以相制则成虚火矣。相制者忽而相离，则火无所养，忽然冲地而出，如霆如雷，劈木焚林，震天轰地者，龙雷之火也。人身少阴之火亦然，有一发而不可止遏，由脾而胃，由心而肺，无脏不烧，无肤不害，咽喉方寸之地，安能止遏？自然火星奔越，目痛喉干，咳嗽吐痰，身热心烦，头痛耳鸣诸证蜂起矣。看其症候，绝是火之有余，谁知是水之不足哉？若错认作白虎汤症，而大用寒凉，石膏、知母肆情多用，下口即便灭亡，不知其故。而用吾攻真之汤，祸亦同之。然则治之奈何？当用六味地黄汤，加麦冬、五味大肆吞饮，水足而火自归原。盖龙雷之火原喜水也，寒凉之味亦水也，何以以水投水而龙雷之火愈加飞越，其故何哉？盖水非真水，故龙雷之火愈为猖獗耳。六味地黄汤乃至阴之水也，阳水以制阴火，则阴火不能伏；阴水以制阴火，则阴火自能归。倘药中再加入肉桂少许尤为得宜。盖龙雷之火不特喜阴水之相宜，肉桂亦至阴之火，以火引火原为妙法，而更加入至阴之水中，水中引火，火自退藏，消归乌有矣。此种议论实惊世人，然实有至理存焉，非故作幽奇之论。能知此等治法，医道自然神异，而治病又何有棘手哉？

### 攻真散

黄连三钱　栀子五钱　柴胡二钱　白芍一两　茯苓五钱　枳壳一钱　厚朴一钱　甘草一钱　天花粉五钱　黄芩一钱　水煎服。

## 厥症

厥症之真假最宜辨清，一不明而立刻死亡于医人之手矣。盖厥症多一时变起，祸生仓猝，认之清，自然治之断也。厥症大约热者多而寒者少，然而热病偏见假者以相欺，而寒者偏见热者以相骗也。但热症甚多，颇难枚举，《内经》已将热厥尽情阐扬，而未言其真假，余又将何以逐症辨之耶？不知得其要则一言可定，真假自分，又何必纷纷之论症乎？大约热厥之见假寒也，作寒畏冷四字尽之。每论诸厥但辨其舌之燥滑，滑者寒而燥者热也。汝见舌燥而红者，尤为热症，舌燥而白者亦未尝非热也。吾定一方，方名扶危转厥汤，治热厥之症无不神效。此方单平肝木以泻其肝中之火，肝平火去，而各经之厥安，又何必问经寻方之为多事耶？至于寒厥之症，方名温经转厥汤，此方健脾以祛寒，寒去而厥自定也。汝见舌滑而呕吐，面目戴阳，两足冰冷者，乃寒厥也。所谓假寒而故见真热之状以欺人者也。此方投之无不神效，倘或寒甚隔阳，加入人尿、胆汁为妙。

**扶危转厥汤**

白芍一两　柴胡三钱　当归五钱　炒栀子五钱　干姜一钱　天花粉三钱　车前子三钱　陈皮二钱　木瓜二钱　广木香五分　水煎服。

**温经转厥汤**

白术五钱　吴茱萸一钱　干姜一钱　半夏一钱　人参三钱　甘草一钱　附子一片　水煎服。

## 吐血　衄血

吐血衄血之宜分真假也。虽上文已言之矣，而真假尚未言之也。真者非寒热之论也，假者非虚实之论也。有人跌磕而忽然鼻血如涌泉而出者，此假衄血，非内伤而然也。吐血而受人打伤以至倾盆而出者亦假吐血，而非真吐血也。此真假如此之分辨，而非前症之言阴阳虚实也。二症亦相同，同是外伤而治法亦宜相同，然而不可同也。盖跌磕伤鼻病在上，殴伤吐血病在上中下也。我今定二方，一治跌磕鼻伤衄血之症，方名补金丹，一剂而血止，再剂而不再发。此方妙在入肺，而又上能入鼻，使伤损者重全，而窍开者闭，又能生血补血，以大益其肺金，自能奏功如神也。殴伤吐血者方名为护损奇丹，此方用归、芍以生血，而用大黄以逐瘀，瘀血去，而新血生，新血生而瘀血止，实有神功也。二方救跌磕损伤俱妙，不独治二症之伤损也。

**补金丹**

生地一两　麦冬一两　枳壳五分　败龟板一付　甘草一钱　荆芥炒黑二钱　人参三钱　当归头三钱　丹皮三钱　桃仁七粒　水煎服。

**护损奇丹**

当归一两　牛膝三钱　生地五钱　大黄五钱　红花三钱　丹皮三钱　白芍一两　甘草三钱　桃仁廿粒　荆芥三钱，炒黑　水煎服。

## 发狂

发狂有真有假，虽虚实可包其内，然而真假非虚实之论也。人有一时闷乱，妄言见鬼，此痰迷心窍，而非火毒入心，非假狂而何？若作狂症治之则死矣。如人不得志，先议论纷纷，以曲为直，讥刺雌黄，本为无心之论，以消其郁郁不平之气，久之而狂成矣。见妻子而怒骂，谒官府而指摘，甚至赤身露体，终年累月而不止者，乃因假而成真，非若一时发狂，登高而歌，弃衣而走，见水而入之可比也。此等之病，但可治狂，而不可泻火，若作火狂治之，亦顷刻死矣。吾所以又立一门而畅谈之也，特传一方，二症俱可治之，方名为释狂丹。病人不肯服，两人执其手，一人抱其身，一人掘其齿，一人灌药。服后必然大骂，久之而身倦，又久之而身卧矣。听其自睡，切勿惊他，醒来前症顿失，彼自索药，减半再与二剂，夫无不全愈，神之神也。

**释狂丹**

人参五钱　天花粉五钱　生枣仁五钱　白术一两　白芥子五钱　陈皮一钱　菖蒲二钱　丹砂一钱　柴胡二钱　白芍一两　当归五钱　郁金五钱　枳壳一钱　神曲五钱　水煎服。

## 大吐

大吐有真假也。既吐矣，如何有假有真之分？不知吐症而兼他症者多，吐为真象则他症为假象，吐为假象则他症为真象也。故亦不可不辨明之耳。如伤寒之有吐症也，伤寒为真，吐乃假象。若但止其吐而不顾其寒，则寒症不能愈。如翻胃之吐也，乃下元之真虚，不治其虚而止治其吐，则吐愈不可止，此吐症之所以有弄虚作假也。大约真吐者少，而假吐者多。真吐者止胃气之病，治其胃而即安，其症心中泛泛然，一时而来，非平昔之素有疾病，非火作祟，即风作虐耳。方用二陈汤加香砂平胃之品，一剂便可奏功，何治之易耶？以其真吐之病耳。若夫假吐之症，必观其病情，察其虚实，看其起居，观其口舌之滑燥，而后以治伤寒翻胃等症之药，因病而加减之，始可奏功，以安其吐，否则适所以取败也。假吐余不立方者，正以病非一端，而方难执一耳。

## 大泻

大泻之症何以亦分真假，其泻果有真假之分哉？亦以泻必兼邪、挟邪而泻，有因虚而泻者，实不相同，故吾又分门而辨论之。阴虚而泻乃真泻也，补脾阴之气，温命门之火，前已有方，故不再定。若挟邪而泻，乃假泻也，不可因其泻而用止泻之药，其症必腹痛而有一阵一阵之景状者乃邪泻，不比正泻之但痛而不动也。邪泻者，必后重而里急，正泻则不然也。以此辨症最为得情。上文言泻已定其方，然而止言挟火而泻，未尝论及挟邪而泻。挟邪而泻者，挟风而泻也。更有挟毒而泻者，此皆假泻不可不知。余今立一方，风泻、毒泻俱可通治，无不神效，方名秽逐丹。此方逐秽之中而兼去风之药，泻火毒而又利其水，浊者仍从大便出，而清者则从小便而行，真两得之道也。然何以知是风泻与毒泻之分？风泻者里急后重，粪门作哔唪之声，风泻也；下如胶漆乌黑，屋漏水之污秽者，毒泻也。以此分别，大约无差，又在临症以细辨之。

### 秽逐丹

大黄三钱　车前子五钱　当归五钱　甘草二钱　槟榔二钱　枳壳一钱　萝卜子一钱　桃仁廿粒　栀子二钱　柴胡二钱　水煎服。

## 大渴

大渴之症有真有假。真渴者饮水至一斗不止，舌如芒刺，眼赤如火，喉中吐火星者真热也。热极而渴，非真渴而何？此等之症，不用石膏、知母、白虎之汤大剂煎饮不可。人亦见症自能用药，不必余之多辨也。虽是假渴之症，亦饮水而无休，而大便不见燥实，口中虽起白胎，而无芒刺，胸前虽觉热而两目未见红肿，时时烦躁而饮之热水亦宜，上部脉洪大而下部又觉微细欲绝，上身以上有汗，而下身寒冷而无汗，此皆假渴之症也。余定一方，与此症实有相宜，方名甘露饮，一剂而渴减半，二剂而渴止。然后以六味地黄汤加麦冬、五味、肉桂为丸，每日早晚各吞下一两，服三月不再发，此方神异，而实平常。盖大渴之症，半是肾虚而胃火沸腾，胃为肾之关，关门不闭，肾火随胃火而上升，燎原之势非水不能救。所以必得水而解渴，而杯水何能止之？故大渴之症亦宜以此等大剂与之，雨沛滂沱，而漫山遍野之火始无余焰矣。

### 甘露饮

玄参四两　熟地四两　麦冬四两　山茱萸四两　生地四两　肉桂五钱　北五味一两　牛膝四两　车前子二两　水煎服。

## 狐疝

狐疝之有真假也，人知之乎？疝不同，原无真假，而狐疝独有之。人有日间有疝上升，夜间垂下者，此狐疝无疑矣。然而以狐疝之药治之，有效有不效何也？正未辨明其真假耳。真者若何？日隐而夜垂，其势必翘然而举者也。盖狐性善战，而此病似狐则其阳亦必似狐，古人象物命名必非无意。真正狐疝，予以一方治之甚效甚速，方用逐狐汤，一剂而病全愈，神方也。此方用沙参以补阴，用杜若以祛邪，已操必胜之道，又加群品，无非消痰、逐秽之味，更用肉桂以引入膀胱之路，直捣中坚，所以奏功如响也。此治真正狐疝者如此。若假者若何？亦日隐而夜坠，而势则终夜不起，即随起而随痿，遇寒更痛。或有经年累月而体木者，日间缩入，全无痛楚，此则狐疝之假者也。吾亦有一方，治之最妙，一剂轻，二剂又轻，三剂全愈。此方利腰脐而兼逐邪消痰，不必治狐疝而疝症全愈者也。以此分别以治疝，又何疝之不可治哉。

### 逐狐汤

沙参一两　橘核三钱　陈皮一钱　甘草一钱　槟榔一钱　天花粉三钱　肉桂五分　野杜若花根五钱，生者用二两，捣碎　水煎服。

### 后方

白术一两　肉桂三钱　白芥子五钱　橘核二钱　小茴香二钱　枳壳一钱　茯苓三钱　野杜若花根生者一两　水煎服。

## 热入血室

热入血室，妇人之病也。经行之时，忽遇风邪之侵，多成此症。其症发寒发热，似疟非疟，状似见鬼，谵语胡言，此热入血室之真病也。然亦有似是而非，又不可不辨，亦发寒发热，似疟非疟，但无见鬼之状，亦胡言乱语，饮食少思，此非热入血室之真病也。症既不同，治法亦宜少变。如遇真正热入血室者，用小柴胡汤加减治之，一剂而热退，二剂而身凉，病全愈。若遇非真正热入血室者，乃肝木过燥，血不养肝，虽亦热症而非入于血室之中也。欲滋其肝，必须大润其肾，肾水足而肝木自然发生，又何至有木郁之？症木郁既解，而寒热自然除矣。方用凉肝解热汤。此方补肝胜于补肾，病原重肝，故以补肝为主，而佐以补肾，子母相生，痰邪两去，而寒热尚留于人身，吾不信也。或曰此病亦热也，何以不用凉药？不知大凉则寒，寒则血凝而不生血，血不生又何以润肝以解郁哉？况方中用丹皮，未尝不凉血以生血，一味而两用之，实有妙用也。

### 加减小柴胡汤

柴胡三钱　黄芩一钱　甘草一钱　丹皮五钱　半夏一钱　水煎服。

### 凉肝解热汤

熟地五钱　丹皮三钱　白芍一两　当归五钱　陈皮一钱　甘草一钱　天花粉一钱　白术五钱　柴胡一钱五分　水煎服。

## 痢疾

痢疾之真假，人多不识，不可不辨明之，以昭示万世也。大约白痢多真，红痢多假，人以白痢为寒，红痢为热，误矣。何以见白痢之为真，红痢之为假也？白痢如白脓，如鱼冻，如黄精，皆湿热之象也。以去湿逐秽之药治之，大抵无甚差错，予亦不必再立方也。惟是如红痢而非痢最能惑人，倘亦以痢药下之，是虚其虚矣。其症必皆纯血而无粪，间有秽物，亦必如脓而稀少，更或久痢之后即有血下，亦如败脓而黯黑相间者，无神无色，此皆不可作痢治之。盖似痢而非痢也。此等之症一作痢治，去生不远，吾今特传一方，治似痢之假症无不如神，方名急生丹。一剂而血止，再剂而身安，四剂而全愈。惟有久痢而有败脓黯黑相间者，本方去附子，加萝卜子三钱煎服，余则俱照本方所定药味分两也。此方止血于补气补血之中，而绝不去治痢，故尔收功如响。此治假痢之法，实宜如此，愿人遵守之也。

### 急生丹

人参五钱　白芍一两　附子一片　黄芪一两　干姜二钱，炒黑　熟地二两　茯苓五钱　三七根末三钱　当归五钱　水煎服。

## 痰症

痰之有假真也，人亦何从而辨之乎？痰之真者，人人而知之也，治真痰之症亦人而能之也，故予不再立方矣。惟是痰之有假症，不可不畅谈之，以破世人之惑。如人终年终月吐痰如蟹涎者，此非真痰也，此乃肾之精，肾火挟之而化为痰，如釜中之沸，乃火沸为痰耳。此症以上焦治痰之味投之而益甚；以中焦消痰之味治之而益多；盖不能探其本源而直入之于肾，岂以水救其火也？然则以何药救之乎？必须以补阴之味，而且上滋乎肺金之气，使金生水，而水制火，水足而火自归原。方用六味地黄汤加麦冬、五味大剂煎饮，则痰气自清，不化痰而化精矣。然此等之症，亦须早治之为妙。失时不治，必变为青臭之痰，以成肺痿之症。吾所以特言假痰一门，教天下之人速以六味汤预治其已然。非教人执此方以救于将困之时也。凡见有白沫之痰，不妨即劝其速用此汤，挽回于初起之日，自然手到成功，尤为易之也。

## 大满

大满之症真假难知，必须辨明，始无差错，大约真满之病，邪气横塞于胃中，得之伤寒之症者居多。仲景张公用陷胸汤是也。但此方峻利，无病之人误服之，下喉之后觉心如崩陷，倘虚弱之人服之，又将何如？故必同伤寒愈后作大满者，曾否用过何物，倘有食塞在胃中可用陷胸汤下之。然亦一时权宜之计，而不可执之以概治大满之症也。伤寒大满倘能可以忍受，不若饿以待之为妙，亦不必定用陷胸之汤。况原无大满，更非实满乎？乌可孟浪用之，以夭人之性命哉？至于假满之症，心懊恼而难眠，腹虚胀而不实，手中按之而不痛，以指弹之作逢逢之声，水饮可入，食物难进。此皆假满之病也。法当开其木郁之气，培其脾胃之土，分其下消之势，宣其上焦之滞，自然中州太平，输挽有路，运用有基，又何虑中满之患哉？犯此等之病，宜久治而不可责之近功，余定一方，时时常服，自然郁开而满除也。名为化消汤。此方无论伤食，俱可见效，方中再加柴胡七分、芍药三钱。凡遇满症，均可施治，此又治假满之法也。

### 化消汤

人参一钱　甘草一分　萝卜子一钱　白术五钱　薏仁五钱　枳壳一钱　陈皮五分　厚朴五分　神曲五分　山楂五粒　麦冬二钱　砂仁一粒　水煎服。

## 疟疾

疟疾之有真假，何以辨之乎？发时有一定之时刻者，真疟也。发时或早、或迟、或昼、或夜而无一定之时刻者，假疟也。虽治之法可以通用，而治之症不可不知，予所以又立一门而再辨之。真疟之方以从前上文已传神效之方，可不必再为立方矣。然而真疟之症多有鬼祟为耗，我前所定者皆方而非法，我今更传篆法治之，实奇而且效之极，愿吾子广传于世，将来刊刻此书亦不妨付之剞劂，以彰吾救世之心也。

太乙符不必咒语，但书符时不可喷声，用朱砂书符，一气书完，心对于我书之，将此符与病人带在头上，或系在发内，或藏在耳中俱妙，但先须对病人说明就里，当日该发之前悄悄如法系在发内，藏在耳中，当日断断不发疟矣。无力买药饮者，与之最妙之法，当日愈后，即以此符焚在姜汤内，朝东或朝日光对吞之，不再发也。神效之极，勿视为寻常也。假疟之症又不可如此治之，假疟者因真气之未甚大虚，与邪气之两相战斗，故正胜则邪退，邪胜则正负，因气机之往来，致寒热之作止。所以时节之不准，而无定候也。补其正气而兼带消邪，奏功最易。吾今亦传一方，名为助正消疟汤，此方补气、补血而佐之柴胡以舒发其半表半里之邪，消痰消食之药，即有邪气何从潜伏。况正气既强，主人善战，门户重修，刀枪俱备，自然气势张而贼人且望之而走，又何必亲加格斗哉？此又治假疟之法也。然吾更有一法以救贫穷无力，买之人服吾符亦能祛病，并传于后。

书此符于茶杯、水碗之内，不必书纸焚烧也，服符，亦不可喷声。

**助正消疟汤**

黄芪五钱　柴胡二钱　白术五钱　半夏一钱　当归三钱　白芍三钱　甘草一钱　茯苓五钱　砂仁三粒　神曲二钱　麦芽二钱　山楂十粒　防风五分　水煎服。


# 伤寒

伤寒有真假也。阳症假作阴症，阴症假作阳症，辨之不清，下喉即死，可不慎欤？夫纯阴之症自然易明，纯阳之症自然可识，惟是真见假而假见真，人患此病已在半死半生之际，天道以观人心之善不善也。有一念之善，危变为安，无一念之悛，生且入死。无奈世人不知，犹怪生病之拙可叹也，虽然病之成于似阳似阴者，天道之奇而必辨其似阴似阳者。医道之法岂可以天心之警戒，为医者免谤之资乎？宁知真假叹病之难医？不可昧于假真，听病之莫救也。吾故谈各门之外，又将伤寒阴症似阳，阳症似阴之真假而重为辨之也。阳症见假阴之象，必有身热、手足寒而厥逆之状，口必干燥，而脉反细微。此等之症，当从症而不可从脉，观其舌之黄白红赤之若何？真热之症舌必如刺，非黄即赤，非黑即灰，以此辨之万无一失。急以大承气下之，或以大柴胡汤和之，二汤之中又必按人之腹，痛甚者用之，必无差失之误也。阴症似真热之症，身亦有时而发热，腹亦有时而作痛，手足亦时而作逆，而口渴喉肿，往往有之，与之凉药而作吐，与之热药而亦吐，此阴盛隔阳，上假热而下真寒也。方用白通汤加人参、附子煎，冷与服一剂，而病如失，然亦须验舌，舌必白苔而滑，断不干燥，断不芒刺，此又可辨而明者也。将此等之症了然胸中，又何致动手杀人。吾传道至此，实一段悲悯怜惜之心也，以吾传而告之天下，自无再误之理。愿远公广传刊布，以慰我碧落之怀也。

# 脉诀阐微

清·陈士铎 著　柳　璇　宋白杨　校注

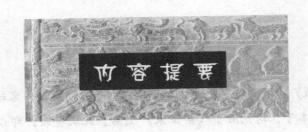

内容提要

　　《脉诀阐微》一卷，共五篇。清·陈士铎著。陈士铎，字敬之，号远公，别号朱华子，又号莲公，自号大雅堂主人，浙江绍兴人，生卒年代约为公元1627～1707年。陈士铎是有反清思想的人，以道者自居，好游历，遍访名人，并与傅青主有密切交往，因此，在他的书中常用隐语表示与诸多人物的关系，如"吕道人岩"、"汉长沙守张机"等，读者勿以为怪。

　　《脉诀阐微》卷前有陈士铎于文笔峰小琅琊所作序言一篇，题为"鬼真君脉诀序"，称此书为黄帝之臣鬼真君所传。卷首题"洞垣全书脉诀阐微，山阴陈士铎敬之甫别号远公述，鬼臾区真君传"。各篇先以鬼真君所言开篇，以"陈士铎曰"阐释脉象、脉理。第一篇主要讲述切脉的方法以及脉象和病机；第二篇论相兼脉的意义；第三篇阐述寸关尺三部脉象的病因病机；第四篇讲述如何以脉象分生死；第五篇论妇人小儿脉，男女脉象的区别，以及辨妇人、小儿脉的特殊方法。

# 校注说明

　　《脉诀阐微》今存最早的刻本是乾隆间的本子。因此书内容较少，单行不易，今通行的本子，均见附于《辨证录》之后。此次整理，即以乾隆十二年喻义堂本《辨证录》所附之《脉诀阐微》为底本，另以文诚本等所附为校本。

　　底本中的脱误衍倒等，均据别本予以校正，并出校记说明。凡缺文无从补入者，均以"□"标示。原书无标点，今采用国家颁布的《中华人民共和国国家标准标点符号用法》进行标点。

校注者

2009 年 9 月

# 鬼真君脉诀·序

《脉诀》自王叔和传后，世鲜其人，谁知叔和止注《脉经》，误传有《脉诀》也。叔和既无《脉诀》，何传《诀》而不传《经》，以《脉经》之多不及《脉诀》之约也。然《脉经》始于高阳生，非叔和原文也。铎遇云中逸老于燕市，传法之备而不传《脉经》者，以《素问》、《灵枢》二书言脉之多也。虽然于多之中而求其约，安在必求脉于《灵枢》、《素问》哉。鬼真君名臾区，云中逸老弟子也。貌甚奇，面长尺有一寸，发短而鬈，深目鼻高，耳垂下且大，非凡近士也。且岐天师备传方法，何不传于铎。因授是书，皆切脉法也。夫真君为天师之徒，天师传道之备，胡真君传脉之约乎？盖病分脏腑，若脉则传脏而不及腑，宁脉与病异哉？不知病必兼脏，而脉不可兼脏也。《灵枢》、《素问》二书有时合而言之，何今传《脉诀》独与病殊乎？以脏病而腑亦病，腑病而脏亦病，故治脏而腑在其中，切脏而腑亦在其内，又何必合言之。所以单言脏而不及腑也。真君之传，虽出于天师，亦真君之独见也。传止五篇，其言约矣。然皆言脏之文，治脏不可通之治腑哉。

**山阴陈士铎敬之甫别号远公题于文笔峰之小琅琊**

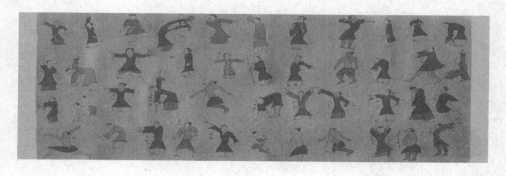

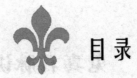

# 目录

# 洞垣全书脉诀阐微

山阴陈士铎敬之甫别号远公述

鬼臾区真君传

## 第一篇

鬼真君曰：脉理甚微，原非一言可尽；人病多变，又岂一脉能包。论其阴阳，别其生死，察其脏腑，观其症候，既上中下之宜分，必寸关尺之自定。左寸心，左关肝，火木宁无至性；右寸肺，右关脾，土金本有深情。惟两尺为肾，水火实难分配；中间是命，左右还可同观。三焦别上中下以相诊，余经合寸关尺而共视。盖部位乌容倒置，辨贵分明，而表里何必细分，不宜拘执。虽按指以三部为法，数息便悟断经。顾看脉以五脏为主，知脏即通治腑。察四令之节气，春夏异于秋冬；审一日之晷时，寅卯殊于申酉。大约逢克则凶，逢生可救，我生则缓，我克难医，因五行而推断，举一隅而可知。弦似乎紧，涩似乎微，浮与芤相反，沉与伏宁殊，洪同实状，弱带濡形，辨之既清，病将安遁。故急则为痛，弦则为风，紧则为邪，缓则为虚，微则为冷，数则为热，滑则痰多，涩则郁塞，洪为火旺，大为血干，沉为阴寒，迟为困乏，小者气衰，细者血涸，浮者气升，伏者脉结，芤多失血，实多壅气，弱是阴亏，濡是湿犯，长是正气之和，短是邪气之克，代为正气之衰，革为正气之脱，结为邪气之搏，促为正气之耗，动有变动之机，静有安宁之喜，毛主火之将旺，石乃水之极沉，哭是力薄，坚是邪深，钩为气血之和，躁为气血之燥，搏击指而有太过之虞，散去指而无可留之状。脉嫌其绝，脉贵其平。既知各脉之异同，可断诸症之常变。然而诊脉必须得时，要在日之平旦，按指原无异法，贵取气之甚清，自然虚实易明，盛衰易辨矣。

陈士铎曰：脉理之不明也久矣，以致看病不真，用药寡效，是脉之精微不可不讲也。然而精微出于浅近，过求乎窈杳，反致失之。此鬼真君脉诀之妙，妙在浅近，使人人易知而深入也。

又曰：脉有阴阳之不同，王叔和分七表八里，似乎切脉之分明。不知无一脉无阴阳，非浮为阳而沉为阴，迟为阴而数为阳也。阴中有阳，阳中有阴，于中消息，全在临症时察之，心可意会，非笔墨能绘画耳。

又曰：十二经各有脉，分十二经看之，自然玄妙入神。然一而过求其精，反失其约。盖五脏之脉，能统摄七腑，腑病治脏，脏安而腑自安，故脉诀止消言脏而不必言腑也。

又曰：切脉以呼吸为准，一呼脉二动，一吸脉二动，为是平人无病之脉，有余不及皆病也。世人切脉，多以三指齐按于寸关尺，以候各脉，焉得备观其阴阳虚实邪正之分哉。必须先以一指观其左寸，后及左关，又及左尺，然后又及右寸，又及右关，又及右尺，逐部分别，再以三指准之，则何异何同，始了然于胸中。见浮言其风，见沉言其积，见迟言其痛，见数言其热，自能阴阳莫逃，邪正有别，虚实不淆矣。

又曰：春夏秋冬长夏各有定脉，《内经》已详言之矣。春主弦也，夏主钩也，钩即微洪之意，秋主毛也，冬主石也，长夏主𤙺弱也。太过不及，均是病徵。尤不可见者，克我之脉也。如春宜弦而见毛，夏宜钩而见石，及至秋冬，未有不病者。余可类推矣。

又曰：脉随血而行，而血随时而运。病脉行至克我之脉，则病必重，行至生我之脉，则病必轻。盖金脉逢金时必旺，木脉逢金时必衰，故木病值寅卯则木当其令，逢申酉则木失其时。观寅卯申酉之旺衰，即知金木之病情症候矣。即一木而可通之火土水金，即寅卯申酉而可通之子午巳亥辰戌丑未也矣。

又曰：脏腑之病，虽各不同，要不外五行之生克，逢生则病易愈也，逢克则病难痊也，我生则泄我之气，我克则劳我之神。脏腑为战争之地，胸腹为角斗之场，敌则扫除，而斩杀甚多，伤损必过矣。调停于生克之间，和解于败亡之内，仍于金木水火土而善用之也。

又曰：脉有相似而实不相同者，尤宜分辨。盖脉似相同，而病实各异，一经错认，死生反掌，可不慎欤。

又曰：脉之秘诀，大约三十八字尽之，而每字实有秘要，非一言可尽也。既非一言可尽，而鬼真君何以每一字皆用一言以诏

---

❶ 寅：原作"当"，字之误，兹改。

示天下，岂脉诀贵少而不贵多乎。不知诀不必太多，而论诀正不必太少也。

又曰：急则为痛，言见急脉即为痛病也。急似乎数而未至于数也，急似乎紧而未至于紧也，有不可缓之状，乃气与火相斗，邪与正相战也。

又曰：弦则为风，弦乃春天之正脉，春天见弦脉，正风木之得令，非病也。苟见于夏秋冬季，则弦为风矣。

又曰：紧则为邪，邪者，亦风之类，但风邪感之甚骤，则脉必现紧耳。

又曰：缓则为虚，虚者重按之不能鼓指也，鼓指亦非太劲之谓，言其不能微微鼓指耳，最宜活看。

又曰：微则为冷，冷者寒也。不论何部见微脉者，多是寒症。

又曰：数则为热，热乃火病，火性炎上，其性最速，故数脉作热论也。但数有不同，有阴数阳数之异，有初数久数之分，然而热则一也。

又曰：滑则痰多，天下至滑者无过于水，痰亦水也。水多则痰生，痰多则滑见宜也。然而水病不一，滑脉不常，何故单以痰多属之滑也。不知水未结痰其体静，水既结痰其体动也。动极则滑极，脉见滑矣，非痰多而何。

又曰：涩则郁塞，涩脉乃往来之不甚舒畅也。此阴阳不和，气血不达，外感于风寒，内阻于忧郁，抑塞而不通，郁而未发之状。六部见此象，俱能成病，而尤于肝经不宜，一见涩脉，即以解郁通塞之药急治之，则随手见功也。

又曰：洪为火旺，洪者来大而去数也。洪与大有分，按指若大，久之而不见其大，止见其数，重按之不见其数，而仍见其大者为洪也。夏见此脉为宜，否则皆火旺之极也。

又曰：大为血干，大者重按而仍洪也。火之有余，乃血之不足，血不能制火，乃见大脉，在夏天则犹非大忌。然见大脉即宜补血滋阴，以水伏火之为得耳。

又曰：沉为阴寒，沉者至深之象，深则未有不阴，阴则未有不寒者也。入石洞而阴寒逼人者，正以其深沉耳。

又曰：迟为困乏，迟者言俟之而不能进也。行百里者半九十，非迟之之谓乎。是其力乏神困，欲进而不能，非可进而不肯进也。

又曰：小者气衰，小脉言脉之小而不能大也，气不充之故耳。

又曰：细脉言脉之细而不能粗也。江河细流，正水缩也。人身之血少，自然脉细矣。

又曰：浮脉指按即得，气举而升之也。

又曰：伏脉指按始终不可得，或隐隐约约，或有或无者，是邪气搏结正气而不能出也。用药出之者生，然出之骤亦非佳兆。

又曰：芤脉中空如无也，血失则内无血养，安得不中空乎。

又曰：实脉不独按指有力，且有不可止抑之状，非正气之有余，乃邪气之有余也。邪气有余，自然壅阻正气矣。

又曰：弱脉不能强旺之状，阴虚而不敢与阳气相争也。

又曰：濡脉言其濡滞也，湿则露濡非欤。

又曰：长脉之现，正气之和也。有胃气则脉自修长，有从容和缓之象。

又曰：短脉者，欲长而不能，欲速而不达。因邪气克犯正气，正负而邪胜也。

又曰：代脉之现，正气之衰，不得不止，以息其气也。有痰气之结，壅膈不散，亦现代脉者。然正气不衰，痰安能作祟，使脉中止而不还乎。

又曰：革脉来浑浑而浊乱，至击指者是，盖正气之欲脱也。

又曰：结脉其来则缓，而时又现止，是力不能不止也。明是正气甚衰，不敢与邪气相斗，邪气搏结于一身耳。

又曰：促脉，急邃之状，气耗而势难宽舒也。

又曰：动脉有不能安静之势，动极生变也。

又曰：静脉与动相反，不动则不变，自享宁静之福矣。

又曰：毛脉言如羽毛之拂体，乃有余之象，火将浮而又息之状，夏秋之间之正脉也。在夏则生气之旺也，在秋则旺气之衰也，在他时则热气之盛也，宜于活看。

又曰：石脉乃沉脉之至藏之极也，冬时正脉，余时见之为寒冷矣。

又曰：耎脉不能刚健之状，明是力之不胜耳。

又曰：坚脉至硬之状，邪气深入，牢不可破也。

又曰：钩脉洪而不大之象，如钩之有留也。乃胃脉和平，火不盛而司其令，夏日见之尤为平脉也。

又曰：躁脉似动而非动，似数而非数，似促而非促，似急而非急也，若有干枯烦扰之状。

又曰：搏脉者，击指之谓也。各脉皆能击指，俱属太过。

又曰：散脉者，即解索之兆，乃欲留而不能留，欲存而不能存也。

又曰：绝脉者，言脉之将断而未断，可续而不续也。死亡之时，必现此脉。

又曰：平脉者，言各脉之得其平也。如浮不甚浮，沉不甚沉，迟不甚迟，数不甚数耳。人现平脉，多是胃气之全也。胃气无伤，又宁有疾病哉。此脉之所以贵得平耳。

又曰：鬼真君脉诀止得三十八字，然而人之疾病已尽括于其内。要在辨其异中之同与同中之异。则因常可以通变，遇变可以用常，随时、随地、随症、随人，无不可起死以回生矣。又何必拘拘于日之平旦，乘人之清气诊脉治病哉。

又曰：五脏七腑各有脉，俱在寸关尺观之。《内经》分三部之内外、前后、上下，以细察其部位，何其详也。而鬼真君独重五脏，将七腑略而不言，止将三焦命门以示世，又皆不专属之于肾，何其略也。不知脏可以包腑，而腑不可以包脏，论腑太详，必至反遗夫脏矣。不若专言五脏，治脏而治腑在其中矣。三焦乃腑之一，何独举而言之？因世错认三焦在于肾中，故特指明也。命门为十二经之主，世人不知，而以右尺观之，恐失命主之义，故鬼真君辨明之也。

又曰：或疑王叔和《脉诀》因遗落心包，遂至传疑千载。今鬼真君之诀，将七腑全然不讲，不更滋甚乎。然而切脉止可切五脏也。七腑部位《内经》虽分，似乎有一定之理，而究难别脏腑之异，不若单切五脏，论其五行之生克，病情反无可遁也。此鬼真君不言七腑，真是至捷之法，亦是至玄之机，幸勿作王叔和遗落心包一例而并讥之也。

又曰：脉贵知微，然而得其微又甚难也。暗中摸索，而欲使脏腑之疾病了然手指之间，易乎不易乎。虽然切脉必须问症，症是腑病，即以脏之脉合之，脏之脉不病，便是腑病也，治腑而病可愈矣。症是脏病，亦以脏之脉合之，脏之脉病，是非腑病也，治脏而病亦愈矣。苟知此法，又何微之不可得哉。

又曰：凡人之脉，多不相同，不可以此人之脉概论诸彼人也。看一人之脉，当取其左右两手之各脉，一一而消息之，辨其何部独异，乃断何经之病，庶几得之。

又曰：看脉须看有神无神，实是秘诀。而有神无神何以别之？无论浮沉、迟数、涩滑、大小之各脉，按指之下若有条理，先后秩然不乱者，此有神之至也。若按指而充然有力者，有神之次也。其余，按指而微微鼓动者，亦谓有神。倘按之而散乱者，或有或无者，或来有力而去无力者，或轻按有而重按绝无者，或时而续时而断者，或欲续而不能，或欲接而不得，或沉细之中倏有依稀之状，或洪大之内忽有飘渺之形，皆是无神之脉。脉至无神，即为可畏，当用大补之剂急救之。倘因循等待，必变为死脉，而后救之晚矣。

又曰：人有天生细微之脉，不可动曰虚弱，当统六部同观之。倘一脉独旺，一脉独急，余脉皆现细微，此非虚弱之脉也。旺乃火盛，而急乃邪侵也，以此消息，断然不差。

又曰：切脉贵先调息，吾息调而后可以察病人之息。盖病人之息，呼吸不到，未有能调者也。倘医者之息不平，又何以知病人之息哉。故学医者，平日学导引之法，则呼吸之间，无太过不及，自然下指之时息数分明，可以察病人之脉也。

又曰：看脉必须看症，盖症所以印证夫脉也。夫人之脉不同，有天生阴脉而不现之于皮毛之内，又将何处看脉？故必观其症候之若何，而症候正难辨也。或者其起居之静躁，静为阴而躁为阳也。看其饮食之寒热，喜寒为热而喜热为寒也。问其大小便之燥湿短长，燥短为实而湿长为虚也。辨其口舌之黄白峭滑，黄峭为邪盛，而白滑为正衰也。是观症所以济切脉之穷，而切脉所以辅观症之妙耳。

# 第二篇

鬼真君曰：人身之病，变迁原非一致。人身之脉，纷纭必有殊形。故六部之中，每显各异之状；一经之内，常呈兼见之端。浮而弦，浮而数，多无定象；沉而细，沉而迟，不少同观。必须统论其精微，始可独断其真伪。

故浮而兼滑也，必是风痰之盛；浮而兼大也，决为气血之邪；浮而兼迟也，虚风之害；浮而兼濡也，湿气之侵；浮而兼细也，血随气而上升；浮而兼洪也，火得气而更旺；浮而兼芤，定为血泛之虞；浮而兼紧，决至邪重之苦；浮而兼急，必疼痛于上焦；浮而兼弱，必萎靡于下部；浮而兼长，气虽升而不伤其正；浮而兼短，气欲结而难散其邪；浮而兼结，邪搏于经络之间；浮而兼革，正脱于脏腑之内；浮而兼代，邪居于胸膈之处；浮而兼促，正伤于营卫之中；浮而兼动，气在变迁；浮而兼静，气将宁息；浮而兼毛，气得火而上腾于头目；浮而兼躁，火因气而上炎于咽喉；浮而兼钩，气升之和；浮而兼搏，气浮之极；浮而兼哭，气虚之甚；浮而兼散，气不可收；浮而兼平，气乃无病。

沉而兼迟也，寒虚之至；沉而兼涩也，郁滞之深；沉而兼滑也，寒痰之不舒；沉而兼小也，冷气之难发；沉而兼实也，气得寒而不扬；沉而兼微也，精因冷而欲脱；沉而兼细也，血逢阴凝之象；沉而兼紧也，邪乘寒冷之徵；沉而兼急，小腹有寒邪之痛；沉而兼濡，两足多水胀之侵；沉而兼长，气陷而正尚未伤；沉而兼短，精冷而邪将不涣；沉而兼结，邪搏于至阴；沉而兼革，正脱于髓海；沉而兼代，命门将绝而可危；沉而兼促，元阳欲脱而可畏；沉而兼静，阳寒能守；沉而兼石，阴固不迁；沉而兼哭，腹冷有痛楚之苦；沉而兼散，精寒有涸绝之危。

更有濡迟兼见，无非湿犯乎虚；濡滑同来，尤是痰成乎水；濡中兼大，湿因血耗以相侵；濡中兼小，水趁气衰以相犯；濡而兼弦，风水之患深；濡而兼芤，痰血之症急；濡而兼长，水湿易散；濡而兼革，水湿难消；濡而兼动，水有泛滥之盛；濡而兼静，湿多浸润之微；濡而兼哭，水邪乘虚而相生；濡而兼散，正气随湿而欲脱。

迟而兼涩，郁中以成弱；迟而兼滑，湿内以招虚；迟而兼大，气血皆居干燥；迟而兼小，精神必至伶仃；迟而兼微，虚寒之气；迟而兼细，匮乏之身；迟而兼弦，内伤之风；迟而兼芤，内伤之血；迟而兼长，病不足畏；迟而兼短，症实可愁；迟而兼代，必至损伤脾胃；迟而兼革，定然涣散精华；迟而兼石，气寒将侵于骨；迟而兼哭，血衰少养乎心；迟而兼散，寒极而气飞；迟而兼静，阴微而精固。

数而兼滑，亢炎之痰；数而兼大，沸腾之火；数而兼实，气壅于热；数而兼弦，火助乎风；数而兼洪，热有燎原之盛；数而兼紧，邪有烽火之传；数而兼芤，吐血何狂；数而兼代，丧躯必速；数而兼革，走阳可许；数而兼促，消正堪忧；数而兼动，恐有发狂之变；数而兼毛，定多消渴之成；数而兼搏，火刑金而喉舌无津；数而兼躁，火烧心而脾胃生焰。

涩中兼小，气血亏而郁志莫伸；涩中兼实，气血壅而思想难遂；涩中兼微，气寒而滞；涩中兼细，血少而愁；涩中兼洪，郁怒不解；涩中兼急，郁痛安禁；涩中兼结，邪搏于两胁之间；涩中兼促，正亏于半表之际；涩中兼革，气欲脱于肾肝；涩中兼代，气将绝于脾胃；涩中兼石，寒郁不宣；涩中兼坚，风郁难出；涩中兼搏，郁甚莫解；涩中兼静，郁极安移。

滑而兼大，痰借血以为灾；滑而兼小，痰借气而作祟；滑而兼实，气塞于痰中；滑而兼微，痰冷于胸次；滑而兼细，痰旺而血枯；滑而兼弦，水盛而风急；滑而兼洪，湿热成党；滑而兼芤，痰血为疴；滑而兼紧，邪得湿以助威；滑而兼急，邪乘湿而增痛；滑而兼濡，湿盛恐邪气之添胀；滑而兼革，水多防正气之难收；滑而兼动，水畜致肠腹之鸣；滑而兼毛，火沸召痰涎之吐；滑而兼芤，湿痰积而不消；滑而兼坚，湿邪留而不散；滑而兼搏，痰有倾盆之呕；滑而兼散，水如走石之崩。

余脉俱可类推，各经正当细晰。总以脾胃之气为要，更以平缓之脉为先。倘下指之时，均有宁静之致，庶几药饵之用，可许康健之祥矣。

陈士铎曰：凡人之病，变迁不常，而脉亦因病殊形，必非一状，大约一经之中必兼二脉以相见也。合二脉以论症，而症始出焉。合二脉以用药，而药始当焉。但二脉兼见甚多，不止浮沉迟数涩滑濡也。然苟知兼见之大旨，则以七脉为纲，以余脉为纪，又何病之不可推测哉。

又曰：脉有同中之异，亦有异中之同。同是浮脉，而何以有各脉之异；同是沉脉，而何以有各脉之殊。盖脉无一定之形，必兼两脉而并见也。两脉既然并见，合两脉以治一病，自易见功。然而两脉之现，必察其同异。知其同中之异，竟治其异而不必顾其同；知其异中之同，竟治其同而不必顾其异。从此消息，医道乌得不神哉。

又曰：千态万状者，病也。千变万化者，脉也。鬼真君以三十八字尽脉之理，毋乃太简乎。故又取兼见之脉以示世，似乎克尽其变矣。然而兼见之脉，止取浮沉迟数涩滑濡之七脉，而其余三十一脉不言兼见，或疑其诀之不全，而立法之未善也。不知脉之大纲，而浮沉迟数涩滑之六字耳。举其大纲，而余可类推，又何必琐细之尽告哉。吾意于浮沉迟数涩滑之外，引濡脉之兼见者，亦可无事重宣耳。鬼真君惟恐人之拘执而不通也，故略举一濡脉以训世耳。

又曰：兼见之脉，须先看七脉为主，既得七脉，而后辨其兼见之形，则同中之异与异中之同，无难细得也。以七脉为纲，以兼见为纬，实切脉之权舆也。

又曰：切脉实难，而辨其异同不尤难乎。然而无难也。知浮沉迟数涩滑濡之七脉，而其余三十一脉兼而察之，则其病可意会也。况鬼真君又明告之乎。细读此诀，亦何患脉之难知，而病之难识哉。

又曰：人疑兼见之脉不止鬼真君所示，寥寥数语，恐不足以包万病也。殊不知脉诀言愈多，而脉愈晦。鬼真君之诀，妙在于少也。以少胜多，非便世人之习诵也，实其脉诀神奇，足以包举万病耳。

又曰：脉理细微，须辨其同中之异，异中之同。同中之异者，如同是浮脉，何以有大小虚实之异也；如同是沉脉，何以有迟数涩滑之异也。异中之同者，如寸关尺各现大小虚实之异，而浮脉则同也；上中下各现迟数涩滑之异，而沉脉则同也。知其同中之异，则竟治其异。知其异中之同，则不必治其同。于此消息，何患脉理之不精哉。

# 第三篇

鬼真君曰：五脏之病，必以寸关尺为凭；七腑之症，亦以寸关尺为据。然不分晰其精微，又何能尽知其玄妙。

试观其寸口也：左寸见浮，风热上越而头疼；右寸见浮，咽喉中燥而鼻塞。左寸见芤，胸难藏血而呕吐；右寸见芤，胃多瘀血而疼痛。左寸见滑，热痰入心而舌强；右寸见滑，热痰侵肺而皮折。左寸见实，火焚心而面赤；右寸见实，火生胃而唾干。左寸见弦，风入体必多头痛；右寸见弦，风入肠定有筋挛。左寸见紧，邪盛而心痛；右寸见紧，气嗽而肺伤。左寸见洪，心胸起热闷之烧；右寸见洪，头脑生炎蒸之楚。左寸见微，心寒而虚弱何辞；右寸见微，气冷而崩陷难免。左寸见沉，心君失相火之助；右寸见沉，肺金召寒气之侵。左寸见涩，心脉火郁而未舒；右寸见涩，肺金金郁而莫达。左寸见迟，膻中虚乏而难以卫心；右寸见迟，上焦损伤而难以生气。左寸见伏，气匿于胁间；右寸见伏，气积于脘内。左寸见濡，膀胱水蓄而不消；右寸见濡，皮毛汗泄而未止。左寸见弱，无血以养心；右寸见弱，乏气以生胃。左寸见大，心经血燥而怔忡；右寸见大，肺经血干而闭结。左寸见小，惊悸时生；右寸见小，怯弱日甚。左寸见虚，心中恍惚；右寸见虚，胃内衰微。左寸见细，运行乏力；右寸见细，言语无神。左寸见微，包络有寒邪之入；右寸见微，胸脘有阴气之招。

左寸见急，心疼不免；右寸见急，喉痛安辞。左寸见短，三焦之气自怯；右寸见短，再宿之食难消。左寸见代，心痛勿讶；右寸见代，痰塞何妨。左寸见结，邪搏于心包；右寸见结，邪蟠于胃脘。左寸见促，积聚有烦闷之苦；右寸见促，留滞兴痞满之忧。左寸见革，心气散漫而不收；右寸见革，肺气飞越而不返。左寸见动，欢娱妊子之祥；右寸见动，饮食伤气之兆。左寸见毛，心火动而将刑肺金；右寸见毛，肺火起而将克肝木。左寸见钩，心气安而梦魂适；右寸见钩，肺气肃而膀胱通。左寸见坚，邪犯心而呼号；右寸见坚，邪侵肺而咳嗽。左寸见躁，无血养神；右寸见躁，无精定魄。左寸见搏，火太过而焚心；右寸见搏，火太过而烁肺。左寸见石，阴寒直捣于膻中；右寸见石，冷气逼居于脘内。左寸见散，心有无可奈何之象；右寸见散，肺有但出无入之悲。

试观其关中也：左关见浮，肝犯风而眼赤；右关见浮，胃入风而渴生。左关见芤，必肝伤而失血；右关见芤，必肠毒而便脓。左关见滑，头目肿痛堪嗟；右关见滑，脾胃热焚甚苦。左关见实，痃癖可徵；右关见实，心腹多痛。左关见弦，肝旺生风；右关见弦，脾崩不食。左关见紧，筋脉急拘；右关见紧，嘈杂呕吐。左关见洪，眼目生花；右关见洪，心腹结痛。左关见沉，必阴寒之癖积；右关见沉，定冷气之难安。左关见涩，风邪寒闭，因气郁而有余；右关见涩，饮食伤残，实血虚之不足。左关见迟，两胁多寒；右关见迟，中焦微冷。左关见伏，关格收藏；右关见伏，霍乱吐泻。左关见濡，瘅症将成；右关见濡，水臌可畏。左关见弱，筋痿宜防；右关见弱，气短须补。左关见数，肝火盛而目红；右关见数，胃火旺而口渴。左关见大，怒气伤肝；右关见大，狂阳伤胃。左关见小，肝胆气衰；右关见小，脾胃血少。左关见虚，必益其血；右关见虚，须补其津。左关见微，温其下元之惫；右关见微，暖其气海之寒。左关见细，虑脚膝之酸；右关见细，恐肚腹之泻。左关见急，肝痛而不能眠；右关见急，脾伤而自难卧。左关见代，肝绝而痛则无妨；右关见代，肝绝而安则无救。左关见结，胸满而痰结于中；右关见结，脾伤而滞气于下。左关见促，肝无肾水之滋；右关见促，脾无肾火之养。左关见革，气脱于木旺之时；右关见革，气脱于土崩之候。左关见动，两胁有气痛之愁；右关见动，中焦有火焚之惧。左关见毛，肝木旺而生风；右关见毛，胃土盛而动火。左关见耎，无病之人；右关见软，加粲之客。左关见钩，肝血之足；右关见钩，脾气之安。左关见静，优游享无事之福；右关见静，舒畅享强食之愉。左关见石，筋得寒而拘挛；右关见石，胃因冷而泄泻。左关见坚，邪必留恋于经络；右关见坚，邪必会聚于脏腑。左关见躁，必苦血干而多怒；右关见躁，必苦液涸而善呕。左关见搏，防太盛之中风；右关见搏，虑过旺之狂病。左关见散，筋驰而不能收；右关见散，肢解而不可举。

试观其尺下也：浮见尺左，水亏而双耳齐聋；浮见尺右，火旺而大肠自秘。芤见尺左，小遗多脓血之灾；芤见尺右，大便下赤红之欢。滑见尺左，水入腰而作楚；滑见尺右，痰流足以成痹。实见尺左，膀胱水闭而不通；实见尺右，溺沥火涩而难出。

弦见尺左，腰腹重滞生疼；弦见尺右，肾脏风邪作耗。紧见尺左，耳似蝉鸣；紧见尺右，脐同虫咬。洪见尺左，水熬干而消渴；洪见尺右，火炎上而梦遗。微见尺左，盗汗淋漓；微见尺右，肠鸣泄泻。沉见尺左，精冷如冰；沉见尺右，腰寒若水。涩见尺左，阴寒疝结；涩见尺右，逆冷肠崩。迟见尺左，下焦寒冷；迟见尺右，小腹阴凝。伏见尺左，阳气不升；伏见尺右，阴气更闭。濡见尺左，寒湿侵骨；濡见尺右，冷痿中腰。弱见尺左，双足骨酸；弱见尺右，两腿气乏。大见尺左，肾涸于遗精；大见尺右，命残于作用。小见尺左，水耗无多；小见尺右，火衰不旺。虚见尺左，心肾不交；虚见尺右，水火皆乏。微见尺左，冷入关元；微见尺右，寒通腹里。细见尺左，髓冷胫枯；细见尺右，命寒精泄。数见尺左，水少而火沸为痰；数见尺右，火炎而水随作喘。急见尺左，痛入阴丸；急见尺右，疼添小腹。短见尺左，自无延龄之福；短见尺右，定含怯战之羞。代见尺左，精败欲绝；代见尺右，火熄将亡。结见尺左，邪袭水而不散；结见尺右，邪乘火而不离。促见尺左，髓耗而足难行步；促见尺右，火衰而气不通心。革见尺左，玉关不闭；革见尺右，河车俱焚。动见尺左，定然魂梦多遗；动见尺右，定然阳强不倒。毛见尺左，精耗而龙火将兴；毛见尺右，焰腾而命门自热。喫见尺左，肾弱相宜；喫见尺右，火衰当助。钩见尺左，阴平之士；钩见尺右，阳秘之徒。静见尺左，闭关可信；静见尺右，守真无疑。石见尺左，精无倾失之慨；石见尺右，阳有退藏之庆。坚见尺左，邪入于骨髓；坚见尺右，邪居于腰膝。躁见尺左，肾难上交于心；躁见尺右，阳且高越于膈。搏见尺左，膀胱越热闭之淋；搏见尺右，咽喉长疮蛾之肿。散见尺左，肾水欲绝于须臾；散见尺右，元阳将逃于顷刻。

此皆六部之专主，亦即各脉之旁通。然而各脉之中，缓急为要；六部之内，长脉为宗。脉长而命根深，脉缓而胃气在，故上中下必取其缓，而寸关尺必尚其长也。

陈士铎曰：脉有兼见以观其变，必有独现以显其常，常变之道，不可不分观之也。鬼真君先言其变，示变之宜知也，再言其常，示常之宜谙也。知常而后达变，又宁至有治常之失哉。

又曰：脉不分观部位，则病情不可得而知，此寸关尺必须分观其脉也。

又曰：脉有寸关尺无脉，而脉见于列缺之间者，世人以为反关脉也，此乃经脉虚而络脉盛也。经脉虚，故不现于寸关尺之三部，络脉盛，故现于列缺之间。盖直行为经而旁出为络。列缺正络脉之穴也，在两手交叉食指尽处，两筋骨罅中，属肺经之络别走阳明之络也。此中原有动脉，宜细动而不宜大动。今寸关尺三部无脉，而此处之脉大动，亦现三部之象，是阳胜于阴也。《千金翼》谓：阳脉逆反大于寸口三络，正谓反关脉也，亦当分观其动，以别疾病耳。

又曰：寸关尺分上中下也。心肺居上而以寸观之，象天也；肝脾居中而以关观之，象人也；肾居下而以尺观之，象地也。医道必合天地人以论医，则医无剩义；脉诀亦必合天地人以示法，则法无遁情。非好作广大之语也，实有不如此，则其法为不备耳。

又曰：寸关尺分上中下切之是矣，然其中有上而兼中者，有中而兼下者，有中而兼上下者，又不可不知之也。如寸脉浮而连于关，关脉数而连于尺，如关脉大而连于寸尺者是也。此又当合寸关尺而同观，又不可专主于寸而不及关，专主于关而不及寸尺，又在临症切脉而变通之也。

又曰：脉宜分观，以别虚实。然又有合寸关尺以分虚实者，大约左之寸关尺齐旺者，乃外感居多。右之寸关尺齐旺者，乃内伤居多。非单左寸旺为外感，右寸旺为内伤也。

又曰：寸关尺分观之后，又宜合观。不分观不知其细，不合观不得其和。故分观之时，当以一指切其脉，合观之时，又当以三指切其脉也。

又曰：看寸关尺三部之脉，先切关脉，而后看寸脉，由寸脉而后看尺脉，左右相同。

又曰：今人看脉，男先看左，女先看右。男女之脉，何常有异，正不必如此拘拘也。

又曰：凡人脉贵有胃气。胃气者，平气也。毋论寸关尺，下指之时觉有平和之象，即是有胃气也，非独右关平和始有胃气耳。

又曰：脾与胃为表里，胃病则脾必病，脾病则胃亦病，病安有胃气哉。故脾脉与胃脉同观，所以脾胃之脉，皆在右关切之耳。

又曰：胃旺而脉愈微，胃衰而脉愈盛，故右关太旺，反是胃气之虚也。然而右关之旺，又由于左关之旺也。左关旺而右关不能衰，此木来克土之象，又不可不知之也。

又曰：三部之脉，前人以尺脉为根，似乎切脉重在尺也。不知本实先拨，固然枝叶难荣。然而过于摧残，如狂风大雨拔木折枝，根亦随竭。此脉所以必统三部而分观之也。

又曰：寸关尺各有内外之分，尺外尺里，关外关里，寸外寸里，皆从左右以分内外，而非上下以分内外也。余注《内经》已详哉言之矣。而鬼真君不言及此者，盖举其要而示人耳。

又曰：脉分三部，上寸也，中关也，下尺也。寸之内又分左右，左寸候心，而包络膻中统其内，右❶寸候肺，而胸脘咽喉统其内。关之内又分左右，左关候肝，而胆胁膈则统其内，右关候脾，而胃则统其内。尺之内又分左右，左尺候肾之水，而小肠膀胱小腹股膝统其内，右尺候肾之火，而大肠腰口胫胕统其内。三焦有上焦、中焦、下焦之异，上焦属于寸，中焦属于关，下焦属于尺，不可于右肾候之也。命门为十二经之主，不属于右肾，而不得不候之于右肾也。部位既明，切脉自无疑。

又曰：鬼真君所分之部位，一皆准于《内经》，与王叔和所定，大相悬殊，世人见之，未有不惊异者也。然而鬼真君正恐人惊异，单言五脏而不言七腑。铎虑部位不明，又将何以诊脉，故于前条细列以问世，第推鬼真君之意，但知五脏之脉，正不必又及七腑之脉也。铎重言之，似乎饶舌矣。

---

❶ 右：原作"左"，诸本同。字之误，兹改。

又曰：五脏各有表里，心则与小肠为表里也，肝则与胆为表里也，肺则与大肠为表里也，脾则与胃为表里也，肾则与膀胱为表里也。表病则里病，原相关切，故治里正所以治表也。何必分表是表，而不属之于脏，里是里，而不属之于腑哉。

# 第四篇

鬼真君曰：诊脉宜分生死，决日当定时辰。伤寒热病，洪大生而沉细死；产后热病，缓滑吉而弦急凶。头痛之疴，生于浮滑而死于短涩；腹胀之症，死于虚小而生于大浮。下痢活于微小，浮洪反有难疗之叹；癫狂全于实大，沉细转兴莫救之忧。消渴数大有生机，虚小愁其阴尽；霍乱浮洪无死法，微迟虑彼阳亡。中风最喜迟浮，急实者何能起死；中恶偏宜紧细，浮大者不易回生。心疼沉细，非比浮大之难医；水气大浮，不似沉细之莫疗。吐血鼻衄，沉弱沉细者生，实大浮大俱为亡兆；中毒肠辟，洪大滑大者吉，微细滑细各是危徵。喘急宜浮滑，短涩云亡；咳嗽尚浮濡，沉伏决毙。久泻反宜微细，浮洪者多致归阴；新产切忌大弦，缓滑者宁忧辞世。呕吐虚细者吉，实大则艰于奏功；痨瘵浮滑者佳，细数则难以取效。盗汗惟嫌紧数，虚小无愁；失血止虑浮洪，细弱可喜。内实者吉在浮洪，沉细有变迁之祸；内虚者吉在沉细，浮大无存活之祥。痹症尤嫌浮大，细涩长延；厥病更忌紧弦，洪数即解。癥瘕见细微而可喜，弦滑者危；眩冒见浮滑而相宜，沉涩者重。黄疸不宜急数，迟滑易于分消；白淋偏贵濡迟，涩弱艰于止遏。便闭生于微细，洪大有阴尽之伤；发汗生于虚小，弦洪有阳亡之失。腹痛沉伏，多入泉台；胁痛芤大，定趋死路。脱症结代，难留人世；喘症促革，易走冥途。关格涩伏，常登鬼录；痈疽滑大，转庆生缘。结胸现沉紧，半寄于死亡；脏结现浮滑，速痊于淹滞。直中阴经，丧沦代结；忽成热病，全活浮洪。发斑洪大，未是死徵；噎隔数细，实非生气。偏枯之症，弦滑何愁；歪斜之疴，数大可治。噤口之痢，结涩不易疗；中暑之症，沉伏不须惊。循衣摸床，细小尤堪救援；遗尿撒手，促革必至丧捐。筋青囊缩，微短殒殁；舌黑发直，数大焦枯。脐突唇裂，结代应殁；口张足肿，短促何延。呃逆不止，短散就木；懊憹无休，微弱加餐。血晕散促，顷刻归阴；肠结搏坚，旦夕歌露。

更有带钩之象，心死可定于九日；弹石之状，肾死必绝于七朝；弓弦之张，肝死定亡于十八；釜沸之乱，脾死可决于四三；浮水之景，肺死应丧于十二也。尚有秘法，可以馨传于万年，如见前形，不必问现于何脏，见虾游而断八日之必死，见雀啄而决七日之必亡，见吹毛而言四日之必危，见夺索而许一日之必逝，见屋漏而定五日之必陨。其余死亡，可据推断。

陈士铎曰：死亡之脉，不尽于此，然而得此，正易决存亡也。

又曰：《素问》、《灵枢》载死亡之脉甚备，二书参观，更无差错。

又曰：死亡之脉，全在看脉之有神无神。有神者，有胃气也。无神者，无胃气也。故有胃气，虽现死脉而可生，无胃气，即现生脉而必死，又在临症而消息之也。

又曰：脉现死亡，不可轻断死期，往往有用药得宜，虽不能起死为生，然延留数日，亦其常也。诀中篇末有决日之法，愚以为终非定论，但断其必死，而不必先定其日期，当与高明共商之。

又曰：死亡之脉现之于骤者易救，以脏腑初绝，尚有根可接也。倘时日已久，虽有人参又何以生之于无何有之乡哉，有无可如何者矣。

又曰：脉有细微欲绝者，多是死亡之脉。然脉有伏而不出，状似细微欲绝，其实绝而未绝也，一出脉而细微之象如失，此等之脉最难辨别，又当合症而参观之，未可全恃夫切脉也。

又曰：脉有生死之各别，如鱼游、雀啄之类，弹石、解索、屋漏、水流、吹毛之状，自是死脉无疑，见此等之脉，即可决其必亡。苟无此等之现，似乎不宜遽言其死。不知脉贵有神，倘浮沉迟数之间，涩滑大小之际，初按若有，再按若无，或散或乱，或来或去，全无神气，虽非旦夕之云亡，必至岁月之难久，何常非死脉哉。倘代结之脉，按之有神，不过痰涎之壅塞，寒痛之遏抑，暂时之病，未常非生也。故决人生死，全要看脉之有神无神为贵耳。

## 第五篇 妇人小儿脉诀

鬼真君曰：阴阳原无二道，男女何有殊形。五脏相同，不必两分彼此；三部亦一，宁须各论参差。惟受娠成胎，独殊男子；故辨妊论孕，更别妇人。尺中脉滑，女经不调，且有带淋之病；关中脉涩，天癸已断，宁非郁塞之疴。左寸滑而左尺大，怀子之兆；左尺数而左关微，有儿之徵。左寸带纵，两男之祥；右寸带纵，双女之喜。左关左尺脉皆大，心脉流利必三男；右关右尺脉皆大，心脉流利必三女。然三部有一部之滞，未宜遽许为胎；各脉无一脉之顺，何敢轻言是孕。子死母存，尺浮而寸沉；母亡子活，尺涩而寸伏。盖子系于肾，尺浮则子无生气；母系于肺，寸沉则母有生机。子系于尺，尺涩而子之气不散；母系于寸，寸伏而母之根已离。沉细之脉，胎欲离经；浮滑之脉，胞将即产。腹疼腰痛，定然即降；浆来胞破，未可言生。身重体寒面又青，脉无可畏；心烦血燥舌兼黑，脉断堪忧。子母难留，唇口沫出；娘儿全活，面鼻颜黄。新产脉缓，自存胃气；新产脉滑，未损脾阴。实大既形，定非佳信；弦急兼现，岂是麻祥。沉小实为顺候，涩促半作逆观。脉微何是害，尚可回阳；脉洪反宜愁，最嫌逆冷。妇人之脉若此，小儿之诊若何？三部不妨俱数，只虑沉迟；六经各喜均长，翻嫌细小。惟弦紧不可骤扬，恐来风邪之祟；更虚濡不宜长见，虞多水气之殃。急脉形于指下，呕吐而腹痛难痊；大脉浮于关前，泻痢而心惊不救。见此已可通彼，知偏何难悟全哉。

陈士铎曰：男女之病，彼此相同，原无反背，故有病而可同断也。惟胎产前后，少异于男子，故鬼真君又传此篇，而于论孕娠独详也。至于小儿，原不必切脉，以气血未全，各脉不十分全准。鬼真君之论小儿，亦约略之辞。然而小儿纯阳，所生之病，多是饮食之伤，惊疳吐泻之症。得此数言，以括其全，所谓要言不烦也。

又曰：妇人之脉少异于男子者，左尺多旺耳。男子左尺旺，实非佳兆。女子左尺旺，此阴血有余，转是佳祥，盖易于受胎也。

又曰：妇人之病最难治者，以其性情多郁耳。郁则气血即不流通，经辄闭塞，而左关随现涩脉矣。故看妇人之脉，贵切肝脉，辨其涩与不涩是第一秘法，虽各经皆有涩脉，而左关不涩，其郁未甚也。

又曰：小儿之脉，弦紧、弦急俱是外邪，除此之外，皆内伤也。治内伤之法，以补脾健胃为先，即治外邪，亦当顾正，虽脉纯现弦紧、弦急，未可单祛外邪也。